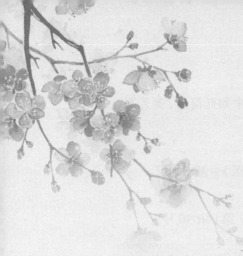

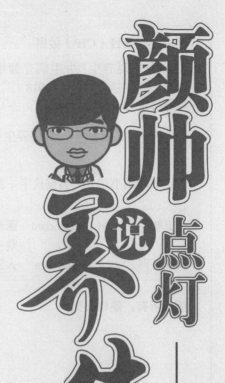

颜帅点灯说养生

颜 芳 ◎ 著

——少生病守健康原来如此简单

YanShuaiDianDeng
ShuoYangSheng

参 编

徐 蓓　马　洁　黄赛琼　邓贤斌
罗士针　陈党红　温　姗　黄　臻
孙良生　张锦祥

绘图（部分）

杨　蕤

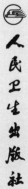

人民卫生出版社

图书在版编目（CIP）数据

颜帅点灯说养生：少生病守健康原来如此简单 / 颜芳著 .
—北京：人民卫生出版社，2018
ISBN 978-7-117-26579-9

Ⅰ.①颜… Ⅱ.①颜… Ⅲ.①养生（中医）– 基本知识
Ⅳ.①R212

中国版本图书馆 CIP 数据核字（2018）第 086990 号

| 人卫智网 | www.ipmph.com | 医学教育、学术、考试、健康，购书智慧智能综合服务平台 |
| 人卫官网 | www.pmph.com | 人卫官方资讯发布平台 |

颜帅点灯说养生——少生病守健康原来如此简单

著　　者：颜　芳
出版发行：人民卫生出版社（中继线 010-59780011）
地　　址：北京市朝阳区潘家园南里 19 号
邮　　编：100021
E - mail：pmph @ pmph.com
购书热线：010-59787592　010-59787584　010-65264830
印　　刷：河北新华第一印刷有限责任公司
经　　销：新华书店
开　　本：710×1000　1/16　　印张：19
字　　数：264 千字
版　　次：2018 年 5 月第 1 版　2018 年 7 月第 1 版第 3 次印刷
标准书号：ISBN 978-7-117-26579-9/R·26580
定　　价：58.00 元

打击盗版举报电话：010-59787491　E-mail：WQ @ pmph.com
（凡属印装质量问题请与本社市场营销中心联系退换）

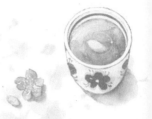

•••••• 内容提要

　　作者"颜帅"是一名在知名三甲中医院从事中医临床工作十多年，拥有 16 个粉丝群、近万名粉丝的青年中医师。正因为有感于现实生活中病人的屡出不穷，又感慨于经典中医养生知识的博大精深，他精心梳理了上火、发烧、感冒、过敏、痛经等大家感同身受的健康专题，把相对专业晦涩的养生知识，用讲故事的形式生动地展示传递给我们，让大家在轻松快乐阅读的同时学到靠谱的中医养生理念、简便验廉的家庭养生方法以及处理简单健康问题的实用技巧。

　　在阅读本书过程中陪伴大家的，既有专业的名中医"颜帅"的谆谆教诲，又有"小可爱""兜兜"和"豆子妈"等人物形象的栩栩如生，更有五虎汤、乌梅冰糖水、参桂理中丸和引火汤等家庭验方的简便验廉。相信每一位翻开本书关注健康的有心人必定能够满载而归。这是一本很有趣又长见识且实用的中医养生科普书籍。

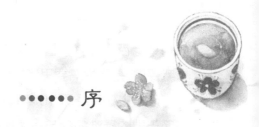

序

　　健康是人类永远的追求;健康是一个连续动态的过程。有效地延缓疾病的出现,是维护健康的一个重要目标。在两千多年前,《素问·四气调神大论》曰:"是故圣人不治已病治未病,不治已乱治未乱。"在古时,就已经提出了"治未病"的理念。所谓"治未病",就是在人体尚未发展成疾病的阶段,通过适当的保健养生干预,避免人体自身内部进一步出现问题,而发展成疾病。

　　量变导致质变,疾病的产生往往是一个日积月累的过程。随着现代生活节奏的加快,各种文化的交融,很多人的起居饮食出现了改变,比如好嗜生冷之品、熬夜通宵、三餐不规律等。这些看起来无关痛痒的不良生活方式,往往是许多疾病发生的隐患或导火线。

　　如何看待身体出现的问题,是一个值得关注的话题。每年体检后,许多人拿着报告,不管多大的问题都到各专科去寻医看病,这种现象是一些人焦虑的起源。人是一个完整的个体,五脏六腑俱全,而身心的协调统一,为人体自身内环境的稳定,提供了重要的基本保障。身心的协调统一,依赖的是良好的心态、健康的生活方式、合理的饮食以及自我养生保健的措施。这些都是能够通过自我调整而实现的,但很多人却不注意养护自身的健康,出现了问题,往往想通过求医吃药打针来解决。然而很多时候,我们忽视了自身修复体系的作用。我经常说"人身自有大药",但如何充分利用人本身的自愈能力,也是有前提条件的。首先要了解人与自然的关系;二是把握自己身体的偏性;三是掌握自我保健的方法,不能盲目从众;最后是要有恒心,坚持是效果保障的基础。

　　古人追求延年益寿,对养生尤为看重。不少中医经典古籍,记载了丰富的养生保健知识。然而古文难以阅读,医理高深,平民百姓难以读懂。

如何让老百姓理解中医古籍中养生的医理，并应用于日常生活当中进行自我保健，是医生需要思考的问题。

颜芳主任曾经历 10 年重症监护病房及后期的中医经典病房工作，见证了无数的疑难病症与重大疾病给患者与家属所带来的痛苦与压力。这些疾病的产生与发展绝非偶然，都有其内在的原因，与不良的生活方式或自身内环境的失衡密不可分。往往是人体自身不起眼的小毛病日积月累后，才导致了重大疾病的发生。或许正是如此，颜主任才下定决心写出《颜帅点灯说养生》一书，希望通过传播中医药养生保健文化、常见疾病的解决方法与掌握健康的技巧，让老百姓及时进行自我调整，保持自身与自然同步，让人体处于一个良好的内环境当中，从而避免疾病的发生。

此书内含中医古籍的养生精粹，并利用了丰富的插图和有趣的问答，把中医经典里难以读懂的医理，以通俗化的语言表达出来，让老百姓易于理解，且阅读起来颇有趣味。我相信，一书在手，您定爱不释手。

杨志敏

丁酉年 冬

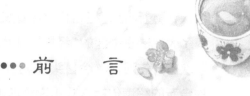

•••••• 前　言

　　我一直以为自己会规规矩矩地做个普普通通的医生,直至终老。

　　可是命运却让我数度变轨,按我们医院大妇科主任的话说就是从南极走到了北极。2001年我毕业进入广东省中医院重症监护病房(ICU),10年打拼后一纸调令,我从最西医的科室瞬间回归,负责最中医的中医经典科的探索性建设;7年艰辛,收获斐然,2015年第一个"经典有爱"微信群的开设又为我的医学生涯打开了全新的一扇门。

　　10年ICU工作让我对于"治末病"经验激增,2010年中医经典科的建设则让我对中医"治未病"有了全新的认知。当我发现:反复发作心衰的病人其实和早年的生活方式相关,反复发作哮喘的病人其实和他的用药相关,长时间无法怀孕的病人其实和她多年的痛经相关,反复咳嗽难愈的病人其实完全几剂中药就能搞定,反复上火的病人其实和他经常喝凉茶相关,喉咙痛的年轻人都是在药店里买消炎药……当我发现无论如何增加门诊数量仍然得面对"病人看不完"这个难题时,我开始从中医角度深刻反思。我慢慢认识到,治疗急危重症固然重要,但如果不改变当下老百姓的诸多健康和养生认知,疾病只会不断增多,最终无奈走向"急危重症"的地步。至今忘不了有一次门诊时,我批评一个病人不会养生、不爱惜自己身体时,她呛我的一句话:"我怎么知道怎样才是对的? 你们这些主流专家出过声吗?"

　　痛定思痛,不断深入地和病人打交道,让我不再仅仅停留在反思,我开始行动。2013年率先开设了科室"经典中医守护健康"微信公众号,开始每天推送中医养生科普资讯,目前关注量高达30 000人;2015年开设"经典有爱"系列微信群,受到患者的热捧,仅两年多时间已发展到"经典有爱—快乐学中医"16个子群,所有群瞬间爆满,快速吸引"经粉"8000

余人，通过定期定栏目传播中医知识，激活了"经粉"间的交流和分享，培养了大批热爱中医的"经粉"，我也被广大"经粉"爱称为"颜帅"；2016年再次首开先河，在《今日头条》上开设头条号"颜帅点灯说养生"，开始用一种全新的解读传播方式传递经典的中医养生理念和技巧。头条号一开放即引起了广泛关注，快速增粉近万名，阅读量快速突破500万。这对于一名利用业余时间来传播中医的临床医师来说实在算是最好的消息了，也正因此，便有了这个系列养生书籍的编辑和出版。

中医养生理论的精髓全在《黄帝内经》里面，而简便验廉的养生技巧又全在老百姓的日常生活当中，如何将二者有机结合起来，其实一度让我们煞费脑筋。纵观当下社会，中医养生的书籍其实汗牛充栋，但真正严谨靠谱的却乏善可陈；严肃传播的书籍不少，接地气且有趣生动的不多。正是"经粉"们的出谋划策、集思广益既让我们确定了例如感冒、上火、抗生素等大家十分关心的专题，更让我们创新了解读方式，用讲故事式的对话形式厘清生活中关于健康和养生的种种误区，传递正确的养生理念，毫无保留地教会大家在家里解决常见问题的靠谱小技巧。里面既有天人合一、道法自然的养生大则，也有简便验廉、便于实施的实践小技巧；既有"颜帅"和学生的幽默对话，也有活生生的生活案例；既有"阴阳五行""圆运动"等理论指引，又有五虎汤、引火汤等"妙药仙丹"。果不其然，这种化繁为简、化难为易的解读方式照顾到了大多数老百姓的理解和接受水平，受到了大家的热捧。

有人好奇我为什么取名"颜帅点灯说养生"？无他，一是纠正世人诸多养生的误区；二是点灯指引正确的养生方向，照亮守护老百姓的健康之路。愿本系列丛书能早日实现这一初衷，让所有珍视健康，热爱中医的人们守护好健康，真正少生病、晚生病！

最后，要真心感谢我的弟子们和亲爱的"经粉"们，包括书中的豆子妈、小可爱、兜兜和兜兜妈等鲜活的主角们，是她们给了我无穷的勇气和鲜活的创意；也要感谢我亲爱的中医经典科的同事们，是他们为我提供了丰富的素材和工作上的支持；更要感谢我的老师——杨志敏院长，她才是

蜚声全国的中医养生大家。她不仅让我在 7 年前有了我人生中最重要的
转轨，更在本专题的构思和撰写方面给了我很多细致的指导，让本书更显
活力，又更接地气，谨于此深表谢意。

颜　帅

2017 年立冬

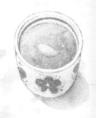

•••••• 目 录

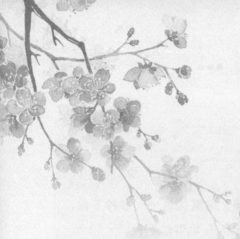

说说 "上火" 那些事儿

- 什么, "乌梅冰糖水" 这么神奇?
- 严重上火, "引火汤" 是最佳选择!
- "上火" 的真相其实是 "火不当位"!
- 你究竟为什么那么容易 "上火"?
- "灭火" 不对路, 危害莫小觑!
- 自己学会 "灭火", 全家受益无穷

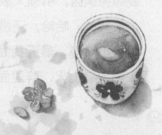

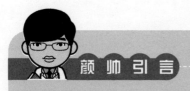

颜帅引言

　　每个人都会经历"上火"，牙龈肿痛、满脸痘痘……各种不爽，苦不堪言，我们就从神奇的"乌梅冰糖水"开始讲起吧！

什么，"乌梅冰糖水"这么神奇？

　　颜帅：小可爱，早上好！

　　小可爱：颜帅，早上好！好开心啊，我们的头条号终于开通啦！

　　颜帅：是啊！以后我们的头条号就可以和我们的"经典有爱——快乐学中医"系列微信群完全同步了！

　　小可爱：嗯，我们那么多好的经典中医养生资讯就可以让更多人获益了，我们的"五虎汤""引火汤""乌梅冰糖水""参桂理中丸"就有机会走进千家万户，让他们足不出户，在家里就可以用最简单的方法搞定常见的小病小痛，想想就觉得非常开心！！

　　颜帅：哈哈，小可爱真棒！其实啊，建这个栏目更重要的是通过我们的聊天，让更多人学习到靠谱的养生资讯，从而厘清观念，纠正误区，改变自己既往不正确的生活方式，真正做到"少生病"！

　　小可爱：我明白了，您起这个栏目的名字叫"点灯说养生"，就是要照亮误区，引领大家回归正确的养生旅途！

　　颜帅：哈哈，还是小可爱最懂我！

　　小可爱：最近我经常觉得喉咙痛，是"上火"了吗？好像最近很多人都容易上火，群里面很多人都说，您曾经提到过那可能是脾胃虚，可以喝乌梅冰糖水，是这样吗？

颜帅：是的。要不，我们的"说养生"就从这乌梅冰糖水开始，如何？我先教大家怎么做，然后再慢慢告诉大家"为什么"吧。

小可爱：好啊好啊，前两天老妈带我出去玩，中午在东圃那家鱼仔店吃海鲜，店门口就摆了两大罐温温的乌梅冰糖水，喝完好舒服呢！

颜帅：是啊，现在的天气，乌梅冰糖水是很好的解暑饮料呢。知道它是怎么制作的吗？

小可爱：不就是乌梅和冰糖一起煮水吗？看名字就知道了！

颜帅：真聪明！拿乌梅45~60g和冰糖适量，煮出来当水饮用。

小可爱：这大夏天的，乌梅冰糖水真是人人可以饮用的防中暑和解暑的利器啊。

颜帅：乌梅冰糖水的确在对症退热、引火下行、消肿止痛及生津止渴等方面都发挥出了明确的出色疗效。除了针对咽喉痛、牙龈肿痛、口腔溃疡、低热等上火情况，我们在服用参桂理中丸、桂枝清感丸等温热类药物时也可以配合饮用，可有效防止上火。不过，中医思维还是引导大家要找平衡，根据个人体质来判断是否合用。对于脾胃虚寒，容易便溏、腹痛、腹泻的人，乌梅冰糖水还是要适量而止的。

小可爱：对哦，平衡、适合是原则。

颜帅：那我考你一下，糖尿病人能喝乌梅冰糖水吗？

小可爱：糖尿病人对糖有控制，估计冰糖是不能加的，如果只有乌梅，那么酸怎么办呢？

颜帅：暂时还没有找到既可以代替冰糖的甜度又可以代替其药效的食物哦。

小可爱：妈妈还让我问问您，女孩子例假期间喉咙痛的话，能不能喝呢？

颜帅：可以的。

小可爱：我妈妈最近好忙，估计没空帮我煮呢。

颜帅：那也没关系，颜帅来帮你！有困难找颜帅啊！

小可爱：啊？快说快说！

颜帅：为了更加方便大家的家庭运用，我们经过反复筛选和尝试，终于找到了市面上两种类似成品，一种叫"酸梅膏"，它是用乌梅为主，山楂、麦芽糖、白砂糖为辅制作而成的一种浓缩型膏状饮品；还有一种叫"乌梅汤"，成分类似，都可以在京东或淘宝店买到，它们都在一定程度上可以替代"乌梅冰糖水"降火退热、生津止渴、防暑消暑的功效，且酸酸甜甜，口感不错，你肯定喜欢的！其中"酸梅膏"平时饮用，按10：1比例直接冲兑，温凉均可。"朱家乌梅汤"则是粉剂，出差携带非常方便。关键是，它们都不伤脾胃，对于平日口干口苦、牙龈肿痛、口腔溃疡、失眠多梦、上火发热等均有一定效果，平时也可以作为饮料喝（冲淡一些），对今年的气候特点（火上加火）尤其适合。不过这种膏剂和粉剂口味稍偏甜，有些人不喜欢，自然糖尿病病人也是不适宜的。另外从疗效上来说，还是自己煲的乌梅冰糖水效果会更好一些。

小可爱：这太方便了！我这就让妈妈去备一些。（转身就跑）

颜帅：哎，这孩子！猴急猴急的！

颜帅贴心提示

● 极少部分脾胃功能很弱的人喝乌梅水，或含冰糖的乌梅水胃部会出现不适，这时候应该减少乌梅的用量或不放冰糖（那样会很酸哦），若还受不了，就应该去看医生，另想办法了。

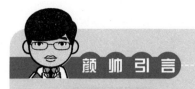

颜 帅 引 言

快来了解"引火汤",严重"上火"不用慌！"上火"专题,颜帅继续开讲。

严重上火，"引火汤"是最佳选择！

颜帅：早上好，小可爱！听说昨天回家就缠着你妈妈煮了一锅乌梅冰糖水？

小可爱：颜帅，早上好！乌梅冰糖水酸酸甜甜又降火，真的很好喝哦！

颜帅：是啊，不过如果上火情况严重，它可能就没那么够力了。

小可爱：我知道，上火严重用**引火汤**啊！

颜帅：嗯，那今天我们就来继续唠唠这**引火汤**吧！

小可爱：好啊好啊，又一支超强战斗力的部队！

颜帅：嗯，这支部队啊最早记载于清朝陈士铎的《辨证奇闻》，他们总共有六个成员，有熟地、盐巴戟天、麦冬、天冬、茯苓和五味子，其中，最好用九蒸九晒的大熟地。剂量上呢，一般情况，**熟地要用到90g，盐巴戟天用40g，麦冬和天冬都是30g，茯苓用25g，五味子用5g**，就可以了。

小可爱：怎么煮比较好呢？跟五虎汤一样吗？

颜帅：基本上差不多吧，也是大概约1000ml的水，煎煮45~60分钟，不用翻煎，是把六个成员一起丢进去煮，然后分早晚2次（最好

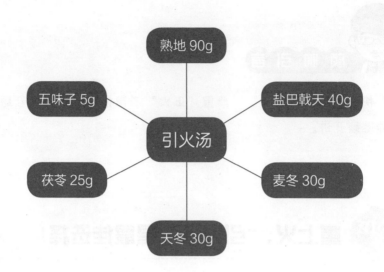

是上午 11 点和晚上 9 点）喝掉就行了。如果是你这样可爱的小朋友，可以分 2 天 6 次喝完。

小可爱：太好了，又学会一样，明天我就去幼儿园卖引火汤去，最近天这么热，大家都应该喝点儿去去火。尤其我那个老妈，最近脾气火爆，都要把我吃了呢！我得孝敬她多喝点儿！

颜帅：傻孩子，不能光看名字就瞎用药的哈，跟五虎汤一样，引火汤也有自己的专长和不足，不能见火就扑，搞不好会出问题的。

小可爱：哦哦，看来我又太急了，那等我学清楚再说吧。

颜帅：看你那么感兴趣，就继续给你揭开引火汤的神秘面纱吧。引火汤最适合对付比较严重的虚火引起的上火表现，比如**口干口苦、眼睛红肿、口腔溃疡、牙龈肿痛、咽喉痛、流鼻血、大便干结**等，那**怎么判断是虚火呢？**往往你会同时发现他有着"舌色暗淡、口唇淡白、舌苔薄白或白微腻、小便色淡气味轻、口干不欲多饮、发热（热势较低）、五心烦热（双手心、双脚心、心口，合称五心）、睡觉踢被子、手和脚总是不自觉地伸到被子外面、失眠烦躁"等症状特点，而且这些症状很容易反复发作的。

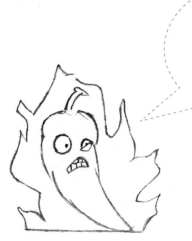

上火啦！！！

口干口苦　眼睛红肿
口腔溃疡　牙龈肿痛
咽喉痛　流鼻血
大便干结

小可爱：哇，这"虚火"把握起来还真有些不容易。

颜帅：是的，需要大家好好体会，这样引火汤用起来才真正"药简力宏"。

小可爱：您既然特别强调**"虚火"**，是说**"实火"**的情况不合适是吧？

颜帅：真聪明！"高热、口气臭秽、口唇鲜红、舌色鲜红、舌苔黄厚腻、大便秘结、小便色黄气味重、口渴引饮"，这些实火症状出现的时候，就不合适用引火汤了。

小可爱：嗯，我明白了，要根据您说的症状，先判断是实火还是虚火，再决定是不是适合喝引火汤。对吧？

颜帅：对！从临床统计来看，目前大家的上火还是**虚火最为常见**！

小可爱：那使用附子、干姜等温性类药物引起喉咙痛等症状的时候，可以用引火汤吗？

颜帅：也可以，你说的这些情况，也是引火汤的相对适应症。如果程度比较轻的，就用乌梅冰糖水就好了。

小可爱：嗯，那我先走了，我得回家看看我妈妈的舌苔，嘴唇，大、小便去了。

颜帅：哎……我还没说完呢！……对于反复发作的上火尤其是复发性口腔溃疡，引火汤仍然只能是治标，无法治愈的，需要面诊调理好脾胃才能断根的……这熊孩子，影都没了……

颜帅贴心提示

● 生活实际中有时候"实火""虚火"并不那么容易判断，这时候应该早点咨询有经验的中医师哦。

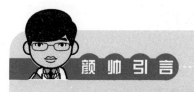

90%的人都会陷入一个误区：上火就是"火多了"，所以必须"灭火"；其实"上火"的本质往往是"火不当位"，所以火宜"引"而不宜"灭"。"培土伏火""引火归位"才是治疗的正途！

火"的真相其实是"火不当位"！

颜帅：小可爱"医生"，早上好！

小可爱：颜帅，早上好！

颜帅：昨天回家看诊的情况如何？

小可爱：呃，今天天气不错啊。

颜帅：这孩子，故意岔开话题，肯定遭遇挫折吧？

小可爱：嘿嘿，懂我。

颜帅：其实你也不必太紧张，**引火汤**用的都是普通常用药，总体比较安全，只要虚火、实火辨识得准确，效果还是很显著的。但是有时候虚火实火不那么容易辨别，搞不清楚还是要找专业的医生，在医生的指导下使用更保险一些。

小可爱：嗯，上次看到有人说喝了引火汤，肚子里咕噜咕噜响，还拉肚子，大便褐色，是稀烂的或者像水一样，是不是有问题啊？

颜帅：这是引火汤起效了呢，虚火被下引归位，是好事，不用紧张。

小可爱：我这样的小朋友跟大人一样喝吗？还是像五虎汤一样，煲一次喝2天？

颜帅：煲好后减少每次的服用量就可以了。

小可爱：那要喝多久呢？

颜帅：引火汤里**熟地**的使用量比较大，用得久用得多可能滋腻碍胃，影响胃口，只要虚火症状改善了，就不用再喝了。

小可爱：我好像又掌握一个万能超强武器了！

颜帅：这个"万能"是不对的，引火汤只能引火下行归元，并不能健运脾胃，从根源上解决"上火"问题。所以，对于复发性口腔溃疡等复杂病人仅能处理第一层，彻底治愈断根，还要由医生面诊准确判断，灵活处方才行。

小可爱：唉，当个小医生真不容易啊。

颜帅：呵呵，当然要下功夫的了。

小可爱：其实通过这几天的学习和自己的实践，我开始觉得我以前的一些习惯可能是不对的。比如以前很重视治疗的"武器"，却不重视观念的改变。比如对于"上火"这个词的内涵我还是有些"蒙查查"的。

颜帅：很好，这说明你真正进步啦！的确，中医最重要的特点不是疾病发生了，我们用什么样的武器去对付它，而是从一开始建立正确的观念和认知，然后通过改变自身的生活方式和习惯去防范它的发生。比如这个"上火"啊，大家就有很多**认识上的误区**！

小可爱：太好了，太好了，颜帅您快和我讲讲吧！

颜帅：好，你听我慢慢说。首先，"上火"其实在中医和西医里面都不是一个标准的医学术语，但因为它很直观，喉咙痛、口苦、口腔溃疡、睡不好觉等常见症状很像是有把火在我们身体的上部烧，所以大家都称它为"上火"。也正因为它就像点了一把火，所以一旦"上火"了，普通老百姓就想着赶紧去"灭火"，所以自然就会想到用清热解毒药、消炎药、凉茶、西瓜、绿茶等去"灭火"，却没想到这种治标的方法恰恰是违背了人的生理需求的。

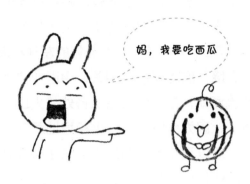

小可爱：为什么呢？我以前也是这样认为的呀，而且我一喉咙痛，老妈就是给我喝凉茶的。

颜帅：这关键还是关乎我们**中医的思维模式**。我们之前提到过，中医认为人是天地孕育而生的一个精灵，其实质是一团气，一团左升右降的气，这团气是周流不息的，又是柔和的。平时我们的生理功能，例如我现在和你说话其实都是气在变化的呈现形式。这团气同时又有着**阴阳**两方面的基本属性。"阴"可以理解为我们可以摸到可以感知的实质结构，那么"阳"则是这些结构能实现的变化的功能。正常情况下，"阳"气是不应该在外面看得到的（其实它又无时无处不在），能顺畅地从左边升上去到头部，又从右边降下去回到下焦的肾里面，再从左路肝升发上来。

当各种原因导致**"阳"气从左边升得太过**（例如发脾气、吵架、进食辛辣的食物或药物）、**或从右路降得不顺畅**（例如熬夜、积食、大便不畅等）都可以带来**"阳"气在上焦的聚集和外显**（咽痛、舌红、脸红、眼红），甚至**灼伤局部组织**（口腔溃疡、鼻腔出血、眼睛出血），这就发生"上火"了。所以说，其实**"上火"的真正内涵中医认为是"阳气的不归位"**！

这里要特别注意2点。一是，这些所谓的"火"其实还是人体阳气的不当呈现方式，我们应该做的是纠正它（就像教育一个犯错的孩子），让"火"归位，**把"火"引下去**，归到肾水里面继续要用的，而不是去杀灭它，去折伤它（把小孩子一棍子打死），那样只会使得阳气不断被消耗。第二，就是这股阳气流畅的左升右降和我们脾胃"斡旋"（也是左升右降）的功能密切相关，中医叫**"土伏火"**，就像我们地球的地下热流涌动，但不会轻易从各处"火山"迸发出来（就像我们的口腔溃疡），因为土够厚，把火稳稳地藏在了地底下，从而保证了地上的温暖，所以真正治火的治本之法是调理好脾胃，"土气"厚了，就自然不容易上火了！

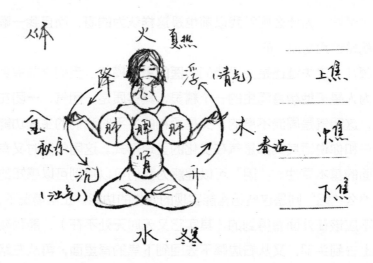

小可爱：哇，您这样一说，我终于明白了为什么我姨妈的口腔溃疡用消炎药刚开始效果好，后来却越治越差啦！

颜帅：是的，这些知识可能大家还不太好理解，多读多思考，多想想我们**大自然的变化规律**就能理解我们人是怎么变化的了！

小可爱：嗯，我回家再好好想想，一定能想明白的！

颜帅：好了，今天讲得我又出汗了，先聊到这儿吧，咱明天再继续聊！

小可爱：谢谢颜帅，辛苦啦！

颜帅贴心提示

● 引火汤里熟地的使用量比较大，用得久用得多可能滋腻碍胃，影响胃口，只要虚火症状改善了，就不用再喝了。

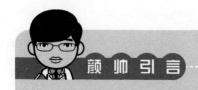

你 究竟为什么那么容易"上火"？

颜帅：小可爱，早上好哦！

小可爱：别和我说话，我正"上火"呢！

颜帅：这又是咋的啦，一大清早的？

小可爱：奥运会，孙杨哥哥没拿到冠军，连那么帅的雷声哥哥都没能进决赛！

颜帅：哦，原来是一小"爱国青年"！没想到咱们小可爱还这么关注奥运赛事！

小可爱：所以我才"上火"啊！对了，颜帅，为什么现在"上火"的人会这么多呢？

颜帅：很好，与其空论国事，不如扎实学习，为社会做贡献！我们今天啊就聊聊为什么现在的老百姓那么容易"上火"。

小可爱：太好了，乘着我现在还小，树立了正确的观念，以后就不会受反复"上火"的折磨啦！

颜帅：嗯，先考考你，还记得我们昨天讲了的，"上火"的实际内涵是什么吗？

小可爱：哈，我记得，是"阳气的不归位"！

颜帅：呵呵，不错，表扬一个！我们还强调了脾胃在人的一气周流中的重要作用。它就像一个轴，"轴转则轮行"，脾胃是后天之本，脾胃功能正常，则其他脏器也容易正常运行。所以导致"上火"不外乎四个方面的主要原因。

小可爱：四个方面，这么多啊，能具体说说吗？

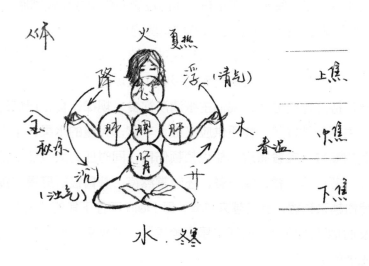

颜帅：你看这个图，导致"火"不正常的瘀在上面，不外乎左边升得太厉害、右路降得不通畅、中间脾胃斡旋功能下降这三个原因，另外一个就是地域自然气候特点也与此相关了，我们下面一个个来讲。

小可爱：太好了，太好了，颜帅您快和我讲讲吧！

颜帅：好，你听我慢慢说。首先，左路升得太快，主要包含两个方面，一个就是你刚刚那样的表现，情绪的失控，着急"上火"，也会导致头脑发胀、血压升高、脸色通红的，当然因为它是快速的、一过性气的变化，所以一般不在舌苔、咽部上表现出来，也不会口腔溃疡。这种情况的处理当然要调适自己的情志，控制乱发脾气，保持情绪的平和，其实就是"修养"。第二个则是外源性温燥食物和药物的摄入，超过脾胃的调节能力，比如猛吃荔枝、火锅、煎炸食品，还包括自己单炖红参、肉桂、鹿茸等药物喝，都可以导致上火，这就要求管住我们自己的"嘴"，清淡饮食为佳，也别乱吃补品。

小可爱：嗯，这些比较好理解，继续继续！

颜帅：第二个方面是右路降得不畅，最常见的是大便不畅，甚至干结，几天甚至一个月才拉一次。还有就是小朋友的积食，口气很重，"火"不能顺降，肯定会往上逆的。所以平时一定要保持大便的通畅，最好是能定时规律性大便，每天 2 次左右，体内垃圾的排出才比较彻底。

小可爱：嗯，我都是一早起来就拉臭臭的！

颜帅：第三个方面很重要，却往往被忽略，那就是保护好我们的脾胃。这是气运行的轴心，正常营养的吸收和垃圾的清除都得靠他们，很重要！要保持脾胃的健运，我们主张清淡饮食、规律饮食，遗憾的是，现在我们生活条件好了，物质供应又极大丰富，大量的水果、丰富的冷饮、肥美的海鲜，餐餐撒欢，却也顿顿伤胃，同时压力大、节奏快，有一餐，没一餐；早一餐，晚一餐，还时常熬夜，脾胃被折磨得"痛不欲生"！脾胃越来越弱，土气越来越薄，既 Hold 不住下焦的"火"上窜，又不能及时地清除垃圾，自然"星火燎原"，"火灾"频发啦！这其实才是最主要的原因！！

小可爱：话说，我以前也经常吃冰淇淋的，老妈也爱吃，她还爱吃海鲜，所以身材……

颜帅：这孩子，又把你妈给卖了！还有最后一个就是，地域自然气候特点。你注意到没有，在我们广东地区，"上火"的人更加多，你想过为什么吗？

小可爱：对哦，那是因为……因为气候湿热？

颜帅：没全对，你看看，和西北地区比，我们岭南地区的特点是什么？水多，山少，湿气重。人的气是受自然之气的影响的。《黄帝内经》里讲"天不足西北，地不满东南"，我们岭南地区山少且地势低，说明"土气"薄，脾胃属土，必然会影响脾胃功能，本身就偏弱，加上这边气候湿热，每个老百姓都觉得应该多化湿、多清热，进食太多的清热解毒化湿的凉茶、西瓜、冷饮，导致脾胃进一步受损，土薄"土不伏火"，自然容易"火患"为灾啦！

小可爱：太对啦，难怪我以前胃口很好，后来吃多水果、冷饮就变差了，而且大便也不是太通畅啦，你讲完了，我得赶紧回去"教育"我妈咪啦，Byebye！

颜帅：这熊孩子，怎么又跑得这么快啊？！

……

颜帅贴心提示

● 与其"上火"了着急忙慌地想办法"灭火"，不如经常学会反思，去找到引起"上火"的原因，然后对症下药，才能真正解决反复"上火"的难题。

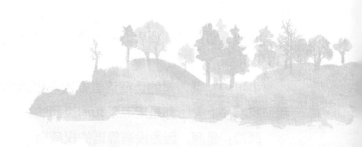

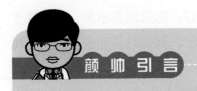

颜帅引言

　　当下大家常用的处理"上火"的方法绝大多数都是错的，而且长此以往，危害不小！

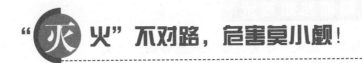

"**灭**火"不对路，危害莫小觑！

　　颜帅：小可爱，早上好啊！

　　小可爱：我不好，我不开心！

　　颜帅：这又是咋的啦？和颜帅叔叔说说。

　　小可爱：昨天回去我妈骂我啦，说我不该暴露她的隐私！

　　颜帅：是吗，你昨天没说啥特别的啊？！

　　小可爱：就是，我又没和您说我妈现在的体重，别人怎么可能知道她 125 斤？！

　　颜帅：就是，我真不知道！咱们赶紧换个话题，我们今天把"上火"问题全说完吧。

　　小可爱：太好了，那今天我们聊啥呢？"上火"专题好像说得差不多了啊？

　　颜帅：嗯，其实还有一块很重要，那就是大家对于"上火"的治疗误区！

　　小可爱：哦，是的，在这里推出乌梅冰糖水和引火汤之前，我记得我们家治"上火"都是用凉茶和消炎药的。

　　颜帅：是啊，因为没有靠谱的权威指引，加上中医养生理念的缺乏，很多人碰到"上火"时还是用"对抗"治疗为主。主要有下面几种常见的方式：

1. 吃寒凉的水果，如西瓜、猕猴桃、火龙果等。

2. 喝绿豆汤，喝绿茶。

3. 喝凉茶，包括最畅销的王老某、加某宝，还包括黄某龙凉茶店里的各色凉茶。

4. 买"清热解毒"类的中成药吃，如清炎宁、牛黄解毒片、新癀片等。

5. 吃消炎药（即抗生素），有医生开的，也有自己买的。

6. 厉害的上火，可能会用到非甾体类的消炎止痛药，如消炎痛、西乐葆等。

7. 更严重的、反复发作的可能会用到激素（其实是很错误的）。

小可爱：哇，看起来好多方法，它们都不对吗？

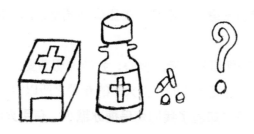

颜帅：其实也不能简单地说不对，因为，的确还有一部分"上火"是实火，所以这些方法也是有效果的，或者有短暂效果。但更重要的是，我们现在发生的"上火"尤其是反复发生的，绝大多数是虚火，就是之前我们说的几大类原因造成的。这些治疗方法或许可以治标，短时间获得疗效，但长时间其实是伤本的。这些寒凉的食物或药物反复使用、长期使用，最后都会伤到我们身体的阳气，尤其是脾胃的阳气。阳气受损，土气更薄，就自然更容易导致"土不伏火"，带来"上火"的反复频密发生。广东地区复发性口腔溃疡发生率居高不下，就是这个原因！

小可爱：噢，我终于明白了姨妈为什么"上火"早期用消炎药效果好，但越用越没效，发作还越来越频繁的原因啦！

颜帅：其实最严重的不是"上火"反复发作本身，更可怕的是"上火"还只是标象，当不能得到正确的早期治疗，当脾胃受损越来越严重，正气的补充和垃圾的清除都受到严重的影响，一方面正气（相当于免疫力和修复能力）不断下降，另一方面体内经络、脏腑内的垃圾也越来越多，逐渐伴随的就是睡眠也越来越差、精神越来越不好，再接着就是体内开始慢慢长东西，早期可能是良性的，例如甲状腺结节、乳腺小叶增生、卵巢囊肿、子宫肌瘤、肠息肉等，后期则各种癌症都有机会悄悄长出来了！

小可爱：哇，原来这么恐怖的啊！！

颜帅：这不是吓唬大家。人体是一个整体，五脏、六腑、经络、皮肤紧密联系，人与自然也是一个整体，既互相佐助，又互相影响。我们千万不要小看身体早期的小信号，"上火"本身不会致命，但其后面隐藏的信息如果我们不重视，不及时去正确地调整，后续的结果则真的可能是致命的！

小可爱：颜帅您真的是苦口婆心，我能深切感受到您的良苦用心！

颜帅：谢谢小可爱！我们"上火"的专题之所以讲了整整一个星期，就是不希望大家只是知道了我们有**乌梅冰糖水**、有**引火汤**，更希望大家能明理，能明白其中的道理。只有这样，你才能真正把经典中医用好，去保护自己、保护家人，去帮助你的亲朋好友一起守护好健康！

小可爱：好感动！可是我发现并不是所有人能理解您这番苦心。昨天的评论当中就有人说"别说那么多虚的，有病就治，有本事先说说你能治哪些疑难杂症！"，真让人寒心！

颜帅：嗯，是有点让人不舒服，不过也不要太在意，关键还是在于我们做这件事的初心是什么。只要初心不改，日久见人心，总能够得到更多人的理解和认可的。我们帮到一个算一个！

小可爱：真的好感动！不行，虽然今天是星期二，但我还是决定晚上请您去看电影，我带着您，您带着钱，记得一定要带钱哦！……

颜帅：你别跑，再跑我就告诉你妈，说你今天暴露了她的体重！……
……

颜帅贴心提示

● 上文中列举的7条错误"灭火"方法，在实际生活中非常常见，也正因为大家不明理，所以"日犯而不知"，导致自身体质的恶化，甚至很多后续疾病的发生。

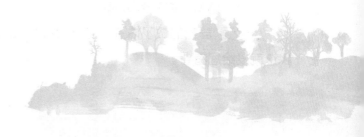

颜帅引言 这些鲜活的案例告诉我们，这样处理"上火"最靠谱！

 己学会"灭火"，全家受益无穷

颜帅：小可爱，早上好！昨晚回家，你老妈有没有说啥？

小可爱：颜帅早！老妈说啥？我想想。

颜帅（小小声）：没提 125 的事情？

小可爱：昨天老妈跟老爸很晚才回家，老妈的脸被那一大束玫瑰映的红扑扑的，可漂亮了！

颜帅（自言自语）：哈哈，我一定不告诉你，昨天是七夕啊。

小可爱：颜帅，我有一个好消息告诉你！

颜帅：啥好消息？

小可爱：这期"上火"专题在咱们的"经典有爱"群里发布后，大家都学得好认真呢，很多群友在自己和家人出现上火情况时，按照您教的方法去处理，效果相当不错呢。

颜帅：是吗？你怎么知道？

小可爱：群管们做了抽查，结果大家踊跃发言，交流了很多心得感受，我这就发给您看看。

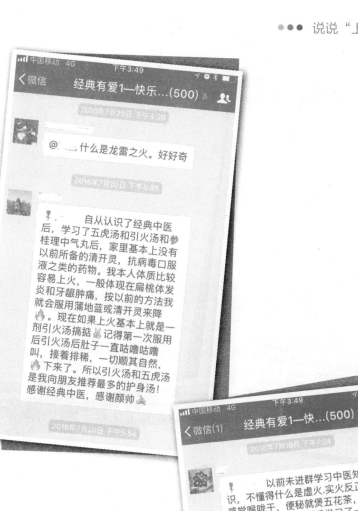

....ll 中国移动 4G　下午3:50　　🔋

< 微信(2)　　**经典有爱1—快...(500)**　　👥

　　　作为一个广州人，从小就被教导："热气上火就去饮凉茶啦！"几乎已经成为生活中理所当然的习惯。自从在群中学习了中医知识，才慢慢认识到各种不同及由此引起的各种解决方法，慢慢了解到人身体的健康取决于阴阳平衡之道，各种问题流于表象，更应该的是好好探查我们自己身体深层真正的需要。正如现在，我妈妈年纪已大，不时会有嘴角溃疡(俗称飞滋)的情况发生，她仍按旧俗饮凉茶去热气，越饮越痛，肿胀难当。我会屡屡劝解，解释给她听，这些明显是假火，上热下虚，凉茶只会加重病症。妈妈开始不肯信，我就自己煲左引火汤给她饮，一次两次三次，妈妈终于欣然接受。平时如果有咳，我也告诉妈妈注意舌象及喉咙情况，不要再一味凉茶凉水地灌了，用乌梅十冰糖就可以解决。好庆幸能在群里学到相关知识，也好庆幸妈妈不用象以前受那么多苦，谢谢颜帅！谢谢经典有爱群！👍👍👍

....ll 中国移动 4G　下午3:50　　🔋

< 微信(2)　　**经典有爱1—快...(500)**　　👥

　　　　　2016年7月16日 下午5:41

　　　上个月有位老年朋友连续一个月半夜口干口苦，每天大便量少，而且又失眠，刚好我家里备着一包引火汤，于是马上煲给她饮，结果第二天她感觉好很多了，口干口苦没有了，而且大便通畅量多，事实证明引火汤非常好！

　　　　　2016年7月18日 下午7:27

　　　上星期六一个朋友喉咙痛头痛，感觉很多火，于是我介绍他试试乌梅冰糖水，他连续饮了三天，效果非常好，喉咙不痛了，火没有了，连大便干燥的问题也解决。劲👍感谢颜帅和经典中医，大爱的团队无私的奉献！

　　　　　2016年7月18日 下午8:03

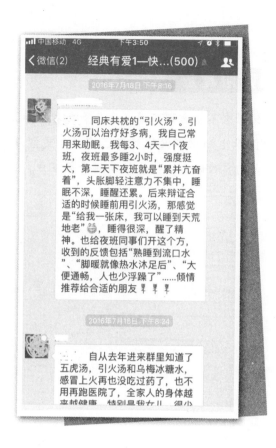

颜帅：大家能学以致用，帮到自己和周围的人，我真的很开心！

小可爱：这还只是其中一个群的群友反馈呢，咱们有这么多群，好多好多群友都受益良多呢！

颜帅：是啊，我们现在开通"头条号"，也正是希望能把正确的理念传达给更多的人，帮助到更多的人。这是我们推送的第一个专题，以后我们还有"五虎汤"专题、"抗生素"专题、"过敏性鼻炎"专题、"水果"专题、"大小便"专题、"湿疹"专题、"运动"专题、"熬夜"专题、"十大养生误区"专题……我们会一直坚持做下去！

小可爱：我知道了，面对质疑，用事实说话，执守初心，竭尽全力！

颜帅：小可爱真棒！走，咱继续回去看奥运去！

颜帅贴心提示

● "为人父母者不知医谓不慈，为人子女者不知医谓不孝"。学习靠谱的中医养生知识不仅仅对自己有益，更能帮助到家人、帮助到朋友，我们齐心协力，就能帮助到千家万户。

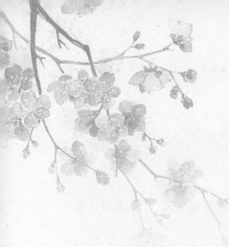

神奇的"五虎汤"

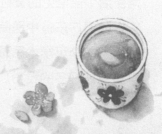

感冒了？快用『五虎汤』啊！

『五虎汤』不是单单能治感冒

加加减减五虎汤，日常毛病我来帮！

为什么『五虎汤』疗效这么神奇？

『五虎汤』的几个重要『用兵技巧』

『五虎汤』神不神，用过的人说了算！

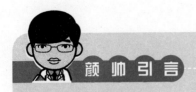

这是经过数千个家庭反复验证，确认其是最安全、最便利、最有效的家用治感冒验方！颜帅诚意推荐！

感冒了？快用"五虎汤"啊！

小可爱：颜帅，早上好！听说咱们的头条号才推出第一个专题，短短 6 天，推荐量就达到了 **28 万**，是真的吗？！

颜帅：小可爱，早上好！是的啊！这说明啊，老百姓越来越关注养生了，越来越重视生活质量。而且，咱头条号的"开门红"还全靠咱 9 个群里近 5000 人的广泛传播，大家都觉得能帮到自己的家人和朋友是一件很欢喜的事情！

小可爱：嗯，我也要加油，多点转发，让更多人有机会学习到真正靠谱的中医养生知识！对了，最近咱群里有个叫**"五虎汤"**的东东被传疯啦！那到底是个啥东东啊？！

颜帅：哎哟，这个可就说来话长啰！我们尽量说简单些吧，五虎汤啊是我的师父，全国知名老中医李可当年根据经典中医的圆运动一气周流理论创制的一个处方。最特别的是，里面的"五只老虎"全是我们日常生活中最常见的食材，看起来很简单，但功效可不凡！特别是这几年，它在我们广东省中医院中医经典科、还有南方医科大学吕英教授（我的师姐）的李可学术思想传承基地中经过了临床的反复疗效验证，在咱们群里也被好多的经粉广为验证。它确实是用药安全又价格低廉、疗效非常不错的一个临床验方哦!

　　小可爱:哇,这么厉害!那这"五只老虎"到底是哪5种食材呢?

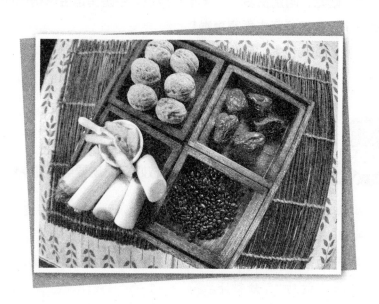

　　颜帅:嗯,你看看上面这张图,这五只"老虎"啊,包括生姜、核桃、黑豆、红枣和葱白,看起来普通,不过还是很讲究的,你得仔细听好了:

● 新鲜生姜　45g(就平时家里炒菜用的那种,可不去皮)。

● 大枣　45g(红枣,掰开不用去核)。

● 葱白　1~2根(东北大葱,即京葱,取白色那段,去须,每根切成4段,最后15分钟下)。

● 核桃　6个(个小的用10~12个,打碎带壳入药)。

● 黑豆　30g(黑皮黄心的为佳)。

不加或加红糖适量以调味。

　　小可爱:哇,都不像是苦苦的中药哦,听着都流口水呢!

　　颜帅:是啊,其实它们都是我们平时经常用到的一些食材,所以非常安全，而且煮出来口感很好哦！大人和小孩都很爱喝哦！

小可爱：那你赶紧说说，"五虎汤"到底能治啥病啊？

颜帅：哈哈，咱别贪多，一天学一点点。中国奥运金牌榜已经8块，排名第一了，我得赶紧去看赛事啦！

小可爱：那我也去，我也去！

……

颜帅贴心提示 ——做好五虎汤要点必知 >>>

● 新鲜生姜　就平时家里炒菜用的那种，可不去皮。

● 大枣　红枣，掰开不用去核。

● 葱白　东北大葱，即京葱，取白色那段，去须，每根切成4段，最后15分钟下。

● 核桃　一般用6个，个小的用10~12个，打碎带壳入药。

● 黑豆　以黑皮黄心的为佳。

煮好后，加或不加红糖均可，可加适量以调味。

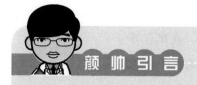

"五虎汤"的神奇在于，经过数千家庭的使用，发现它的功效远远不只是治疗早期感冒，这一点我们自己都没有意识到！

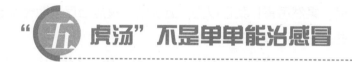

"五虎汤"不是单单能治感冒

颜帅：小可爱，早上好！今天咱们接着来唠唠这五只老虎的厉害吧？

小可爱：颜帅，早上好！快点儿开始吧！我已经等不及了！昨天我一回学校，个个都追着我问，连班主任都问我"五虎汤"到底能治啥病！

颜帅：嗯，这五只"老虎"，首先最擅长的就是对付**初期的风寒感冒君**！

小可爱：哦？初期的风寒感冒君是什么人物？

颜帅：大家注意，不要管鼻涕的颜色和浓稠，只要有打喷嚏、流涕的情况，其实就是初期风寒感冒君的特点；另外，这五只老虎还擅长对付**过敏性鼻炎君**，就是以反复发作的晨起喷嚏、流涕为典型表现特征的一种病，现在好多小朋友，包括大人都有这个病。我们下一期的"过敏"专题还会专门讨论这类疾病。

小可爱：这么厉害？！

颜帅：嗯，它的**厉害**还不止如此，别以为它只是单单能治感冒，其实它还可以对付**下面几种敌人**：

● 风寒感冒引起的咳嗽、发热；感冒发热使用消炎药退烧后仍反复的咳嗽。

- 小儿体质虚寒，易反复感冒，咳嗽，夜眠汗多。
- 早期颈椎病、肩周炎，以颈肩酸痛为主要症状。
- 因受寒表寒未解引起的睡眠不佳。
- 小儿脾胃虚弱，胃纳不佳，易腹泻，身材瘦小。
- 喘息性支气管炎，反复发作咳嗽，咳甚出现气喘感。
- 慢性荨麻疹的辅助治疗。

小可爱：果然厉害！我还以为"五虎汤"只能治疗早期轻度感冒呢，那么，哪些是它们不适合的情况呢？

颜帅：实热证（高热、大便秘结、口气臭秽、大渴引饮）和高血压危象等，这五只老虎就不适合出马了，还可能会加重病情。

小可爱：颜帅你错了呢！应该是"不适合出虎"！

颜帅：哈哈！对，对！是"不适合出虎"！好了，咱温故而知新，我先考考昨天讲的你记住没有？五只老虎是哪五只啊？

小可爱：我知道我知道！**生姜、大葱、核桃、红枣和黑豆**！都是好吃的东东！

颜帅：真不错！今天先学到这儿吧，咱明天继续分解！

小可爱：谢谢颜帅！

颜帅贴心提示

- 不要管鼻涕的颜色和浓稠，只要有打喷嚏、流涕的情况，其实就是初期风寒感冒的特点。
- 实热证（高热、大便秘结、口气臭秽、大渴引饮）和高血压危象等，五虎汤不适用，用之，可能会加重病情。

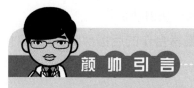

颜 帅 引 言

　　自从学会了"五虎汤"的加加减减，应对一家人头痛脑热等日常毛病，我从此变得无比从容！

加 加减减五虎汤，日常毛病我来帮！

　　颜帅：小可爱，早上好！

　　小可爱：颜帅，早上好！听说咱们这两天的头条号出街后，好多人都在尝试煲"五虎汤"嘢！

　　颜帅：是啊，从数据上看，这几天接近有 2 万人知道了咱们这 5 只不平凡的"老虎"了。

　　小可爱：难怪我家小区的大葱最近都涨价了！

　　颜帅：哈哈，真有可能和"五虎汤"的走红有关系！不过，煲五虎汤时有些细节还是要注意。煲的时候药罐里加水约 1000ml，把前四只"老虎"丢进去，煎煮 45~60 分钟左右，记住，最后 15 分钟的时候"葱白"虎才出马喔！不用翻煎，煎好后，盛到玻璃或者不锈钢的保温罐子里，一天内就可以随身携带，想什么时候喝就什么时候喝了。当然，你也可以分早中晚 3 次喝，都能达到一样的效果的。

　　小可爱：嗯，这样的确很方便了呢。据说有人吃了汤渣，大便都顺畅很多呢。

　　颜帅：今天啊，我再告诉你一个**大秘密**：其实这五只"老虎"还有很多后援部队，大家互相配合，可以对付更多的敌人哦！

小可爱：哇！太好了，这秘密只告诉我！快讲快讲！

颜帅：下面啊，就是我们"五虎汤"最常合作的后援部队，搭配对了的话威力大增哦！

● **感冒症状较重，无汗**：生姜和葱白适当加量，生姜可用到60g，葱白用到2~4根。

● **感冒见发热，或伴咽痛**：加乌梅30~60g（高热用60g），冰糖若干。

● **感冒伴咳嗽，或喘息性支气管炎**：加苦杏仁、厚朴各30g，小儿用20g，咳嗽缓解后即可去除。

● **小儿体质虚寒者**：可加熟附片15g，干姜15g，炙甘草30g，同用。

● **小儿脾胃虚弱**：可加熟附片10g，干姜10g，生晒参10g，白术10g，炙甘草10g，炒麦芽30g，同用。

● **慢性荨麻疹透疹过程中使用**：可加蝉蜕30g，防风30g。

● **早期颈椎病、肩周炎者**：可加桂枝15g，赤芍15g，川芎15g，葛根60g。

小可爱：哇喔！真是了不起啊！看来团队的力量是无穷的，组合成不同的小分队，可以对付不同性质的敌人。

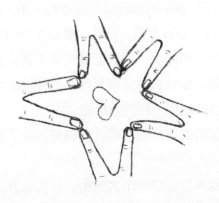

颜帅：哈哈！是啊，是不是对这五只"老虎"的敬仰如同滔滔江水连绵不绝啊！

小可爱：嗯嗯。

颜帅：今天先学到这儿吧，咱明天再继续聊这"五虎"的用兵技巧！

小可爱：嗯，好期待，谢谢颜帅！

颜帅温馨提示 ——煲五虎汤应注意的细节 >>>

● 煲的时候药罐里加水约 1000ml，把前四只"老虎"（生姜、核桃、红枣和黑豆）丢进去，煎煮 45~60 分钟左右，记住，最后 15 分钟的时候"葱白"虎才出马喔！

颜帅引言

真要用活"五虎汤"，明理最重要！里面还有最新的"加减歌诀"哦！

为什么"五虎汤"疗效这么神奇？

颜帅：小可爱，早安！怎么看你在沉思啊，在想什么问题呢？

小可爱：嗯，颜帅，我在思考一个很严肃的问题哦！

颜帅：哦？！是关于哈利波特、哆啦A梦、还是侦探柯南？

小可爱：才不是呢！我最近才知道，我隔壁邻居的一个小哥哥的过敏性鼻炎，坚持喝了两个月的五虎汤，竟然全好啦！所以我是在想，为什么"五虎汤"只是几味平时经常用的食材，组合在一起就能有这么神奇的作用，能解决那么多的问题呢？

颜帅：哇，小可爱你真棒，真没想到你这么好学！这也是很多人都在困惑和关心的一个问题！

小可爱：谢谢您的夸奖，那您能告诉我答案吗？我觉得我对中医的兴趣越来越大了！

颜帅：嗯，当然可以，但这个问题回答起来有些复杂，但其实又非常的简单，关键啊，还是在于你有没有真正的中医思维。

小可爱：又复杂又简单？中医思维？不好意思，我晕了……

颜帅：别着急，我慢慢给你讲。你看啊，其实我们中国人最幸运，有中医和西医两套医学体系在为我们服务。只是这两种医学的哲学基础不同，思维方式自然也不同，最后的判断结果和处理方法也就存在很大不同了。西医，大家都知道，看重的是结构性的东西，强调可查可测可及，比如检查到有细菌感染，体内反应性的白细胞增高，然后用消炎药去杀灭这些细菌，或者是坚持发现某个部位长了个不该长的东西，就做手术去切除它，所以治疗更多的是对抗性的、清除性的，这是西医大概的思维模式。

小可爱：嗯，好像是这样，那咱们中医呢？

颜帅：中医的历史远远比西医悠长，而且有它独特的哲学基础和思维模式。相信大家都听过"阴阳""五行""经方"这些概念，我们今天不讲这么深。大家都能理解中医特别强调"整体观念"。首先，它强调人和自然是一个整体，叫"天地合气，命之曰人"，是说人是天和地这对父母酝酿出来的精灵，同时强调"人其实就是一团气"，所有有形和无形的变化其实都是气的变化，所以人的健康状况时时受着天地的影响，而我们任何时候看病、治病都要参照并利用天地之间气的状态和变化。另一方面，人自身也是一个整体，任何一个脏腑或组织的变化都会相互影响，得病时既可以相互影响，治疗上也可以"以左治右、取上治下"，而不是一定要"头痛医头，脚痛医脚"。

小可爱：哇，有点晕，那这和五虎汤起效又有什么关系呢？

颜帅：哈哈，我还没说完啊，正因为天地间万物都是天地所生，都遵循自然规律而生，同时又"一母生九子，九子各不同"，所以自然界的各种植物（包括我们的食材）都有气的偏性，即所谓"药含天地之气"，而我们正好可以利用它们的偏性来纠正人的气发生的偏移（其实就是疾病）。例如"五虎汤"里的"五只老虎"：生姜，它长于温胃以发散（辣辣的），能够发汗散邪，把寒气从体表赶出去，所以它既可以做食材，其实又是中药；其他几只"老虎"也是，核桃可以补肾，扶助正气；大枣养胃充养胃气；黑豆黑色入肾补肾，葱白色白空心味辛，可以发汗解表，通达阳气，这也就是"以形补形，以气调气"。五味食材配合起来有散有收，有升有降，有从标入手，有从本而治，药味虽少，却配伍精当，就像一支小型"特种部队"！所以啊，治疗感冒初期，疗效甚佳，对于调理一些慢性体质，也有佳效！

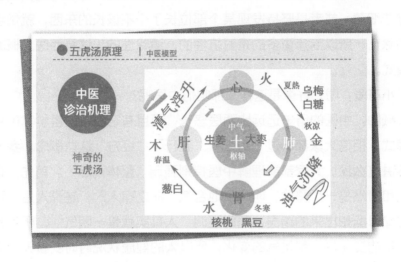

小可爱：我明白了，简单点说，中药用的其实不只是它们的有效成分，更是它们气的偏性，而五虎汤"五只老虎"各擅其长，又组合精当，相辅相成，所以能很好地解决一些复杂的健康问题。

颜帅：哈哈，小可爱真棒，一下就悟到了关键点！

小可爱：谢谢颜帅夸奖，我会骄傲的！对了，我听说小希妈、豆子妈和蔡叔叔他们昨天在群里把咱讲的五虎汤加减法编成了歌谣，还真朗朗上口呢！

颜帅：是吗？说来听听。

小可爱：嗯，歌诀是这样的。

加加减减五虎汤，
不用辛苦求医忙。
发烧咽痛加乌梅，
感冒无汗重葱姜。

如有咳嗽加杏厚，（苦杏仁、厚朴）

小儿虚寒附甘姜。（熟附子、炙甘草、干姜）

风寒有湿藿佩砂，（藿香、佩兰、砂仁）

热被湿困添薄芒。（薄荷、芒果核）

脾胃虚弱合理中，（生晒参、白术、干姜、炙甘草）

附子麦芽来帮忙。（熟附子、炒麦芽）

出疹蝉蜕与防风，

葛桂芎芍颈痛郎。（桂枝、赤芍、川芎、葛根）

加减若问多少量，

资讯细看记心上。

巧用加减五虎汤，

全家身体保安康。

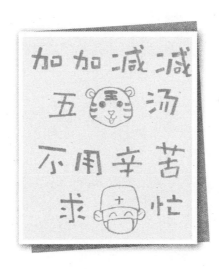

颜帅：哈哈，咱们经粉中的辣爸辣妈们还真是有才啊，编得不仅精炼押韵，还朗朗上口！这样就更方便记忆了。好了，今天我讲得都出汗了，明天咱们再继续吧！

小可爱：嗯，辛苦颜帅啦！

颜帅贴心提示

● 五虎汤的神奇关键在于它合了天地之理、自然之道和五行生克制化的规律，而我们老百姓的养生关键也在于此，遵循天地规律去生活，则健康长寿无忧。

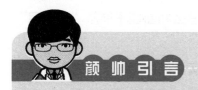

用药如用兵，"五虎汤"使用技巧得看清！

"虎汤"的几个重要"用兵技巧"

颜帅：小可爱，早上好！看你的小脸蛋今天红扑扑的，很漂亮哦。

小可爱：早上好，颜帅！谢谢！因为这几天我都在喝五虎汤啊。

颜帅：哦？！咱们聊了几天五虎汤了，谈谈你对五虎汤的感觉吧？

小可爱：嗯，我觉得五虎汤真是神奇的东西，简直无所不能！那我以后可以做我们幼儿园的医生了，我来帮小朋友们治病，只要有问题，就让他们喝五虎汤！

颜帅：哈，你这就是进入了**另一个误区**了。五虎汤虽然厉害，但也有它的**适应证**。而实际上，每个人的身体状况不同，疾病千变万化，产生疾病的原因又很复杂，所以，不能指望五虎汤通治万病，不管什么问题都用五虎汤的。如果病情复杂，还是建议第一时间前往医院就诊，在医生指导下再合理使用。你要是不管什么都用五虎汤，还真可能成了害人的庸医了呢！

小可爱：啊？！我明白了，看来当医生没那么容易啊。对了，我有个阿姨肚子里有小宝宝了，她自己不小心遇到了"初期的风寒感冒君"，还有点咳嗽，可以让五虎跟杏仁、厚朴一起作战吗？

颜帅：可以的，不过不建议常规使用苦杏仁。孕妇咳嗽可以加蜜款冬花 15g，蜜紫菀 15g。

小可爱：要是我分不清**风寒风热**，那怎么判断能不能派**"五虎军"**上呢？

颜帅：这个问题非常好，其实啊，现实生活中感冒早期绝大多数因感受**风寒**所致，可抓住怕风、怕冷、打喷嚏、流鼻涕还有头痛、肌肉酸痛等这些常见的症状来判断，不用太纠结是属于风寒还是风热的。当然了，那种舌苔黄厚腻、口气很重、口渴拼命喝水、大便干结不通等典型的**实热证**是一定要注意避开的。

小可爱：好像有人说喝五虎汤时会出现喉咙痛，那该怎么办啊？

颜帅：这种情况，很多时候说明还是病人脾胃虚，中医叫**"土不伏火"**。我们可以加**乌梅**（30~60g）和**冰糖**解决，或停药一天后再继续喝。如果上火的情况严重，牙龈肿痛、口腔溃疡等则可以改喝引火汤。

小可爱：看来这"五虎"的**用兵技巧**还真是要好好学习掌握一下呢。

颜帅：那是，学好了，才能做到真正的"用兵如神"呢。你看，生姜、葱白、核桃、大枣、黑豆，它们都是食材，很安全的。有些人看到我们说的多少克多少克，就买个超精准电子秤要做到分毫不差，其实没必要，不用那么精确的，大概比例把握好就行。

小可爱：是啊，我偷偷告诉你，我妈妈就是这样的呢……

颜帅：哈哈，你这孩子，刚学会一点儿，又把老妈给卖了！

小可爱：对了，昨天又有网友追着我问，说你们把五虎汤说得那么神，它的真实疗效到底如何？那我应该如何回答啊？

颜帅：哈哈，这个问题很多人尤其是没用过的网友都很关心，所以我们明天准备把咱们群中那么多对五虎汤的反馈，节选一些微信呈现给大家，至于效果如何，相信到时候答案就尽在不言中啦！

小可爱：太好啦！事实胜于雄辩，群友们的切身体会最有说服力啦！

颜帅：对，那我们明天再聊吧！

颜帅贴心提示

● "用药如用兵，用方如布阵"。高明的中医处方用药其实并不在于掌握方和药的多少，而在于明白背后的道理，然后灵活布阵用兵，五虎汤的技巧性应用恰恰体现了这一点。

颜 帅 引 言

"五虎汤"的神奇，所有用过的人说了算，看看他们怎么说吧！

"五虎汤"神不神，用过的人说了算！

颜帅：小可爱，早上好！

小可爱：颜帅早！听说大家这几天在群里分享使用五虎汤的心得，聊得热火朝天呢！

颜帅：是啊，我们经典有爱的 16 个"快乐学中医"群中，大家都踊跃分享自己学习和使用五虎汤的心得。有直接见效的；有之前未掌握好加减法，没分析清楚症状和病因，经过别人提醒后，很快见效的；也有活学活用取得了意想不到的效果的。

小可爱：哇，快给我看看！

颜帅：哈哈，好，每个群选一个给你看看，你说的网友的问题，答案就在这里了。

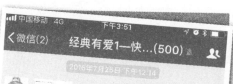

工作多年,每年体检都在同一医院,说鼻颊肥大,鼻炎十二年了😷。今天去体检,正常了!我特意问了医生,告诉我不肥大了😄!我从去年国庆进群,坚持了两个月五虎汤。后来都是断断续续没坚持,但真的不但鼻炎几乎完全好了,连器官外观都发生了变化😊感恩经典科🏆,感恩李可老先生的五虎汤,功德无量!🙏

······医生德才兼备,前途无量🏆 我婆婆住院的时候🏆 医生是她的主治医生,婆婆现在还念着医生的好👍

2016年7月25日 下午12:24

我们经常为工作为家庭忙忙碌碌,有空就看新闻看视频打发时间,却忽略了最重要的事:自己

神奇的五虎汤:上月初我发烧38.7度,如在以前肯定西药强行退烧,但自从结缘经典中医后没再吃过西药,我靠煲五虎汤退烧,但退烧后还出现头晕头痛情况,经群内咨询陈主任指导:五虎汤十小柴胡冲剂,几剂下来,病完全痊愈,在此感谢陈主任和颜帅的经典中医团队👍👍👍🏆🏆🏆 未完待续(还有亲戚更神的😷)

2016年7月8日 上午11:32

我又回来了😄长话短说😄亲戚的:春节期间有个亲戚感冒了,想吃百服宁,我立刻制止了他,并向他推荐五虎汤。他回家后立刻煲,喝了一个多星期感冒得以痊愈,他感觉喝五虎汤后身体很舒服,在感冒好后继续每天煲来当水喝,只是生姜减量。几个月后他跟我说,他原来半夜要屙夜尿,喝了几个月五虎后,现在半夜居然不用起床小便了😄这就是神奇的五虎汤🙏

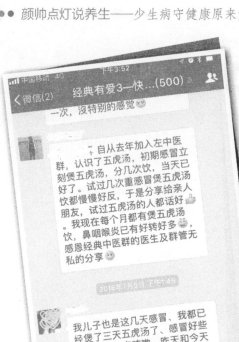

一次，沒特別的感覺😊

自从去年加入左中医群，认识了五虎汤，初期感冒立刻煲五虎汤，分几次饮，当天已好了。试过几次重感冒煲五虎汤饮都慢慢好反，于是分享给亲人朋友，试过五虎汤的人都话好👍我现在每个月都有煲五虎汤饮，鼻咽喉炎已有好转好多😊，感恩经典中医群的医生及群管无私的分享😊

2016年7月5日 下午1:45

我儿子也是这几天感冒、我都已经煲了三天五虎汤了、感冒好些了就是还有点咳嗽、昨天和今天煲的都加了厚朴和苦杏仁、还加了少量乌梅😊😊口感不错宝宝也爱喝、估计再煲两天感冒就差不多了、、、多亏有五虎汤、宝宝每次感冒都是喝它喝好的😊😊感激

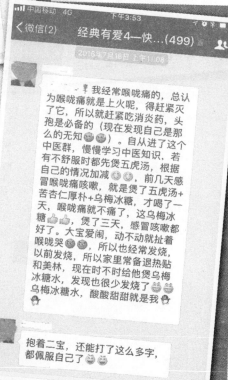

2016年7月18日 上午11:08

🎤我经常喉咙痛的，总认为喉咙痛就是上火呢，得赶紧灭了它，所以就赶紧吃消炎药，头孢是必备的（现在发现自己是那么的无知😊😊）。自从进了这个中医群，慢慢学习中医知识，若有不舒服时都先煲五虎汤，根据自己的情况加减😊😊，前几天感冒喉咙痛咳嗽，就是煲了五虎汤+苦杏仁厚朴+乌梅冰糖，才喝了一天，喉咙痛就不痛了，这乌梅冰糖👍👍，煲了三天，感冒咳嗽都好了。大宝爱闹，动不动就扯着喉咙哭😊😊，所以也经常发烧，以前家里常备退热贴和美林，现在时不时给他煲乌梅冰糖水，发现也很少发烧了😊😊乌梅冰糖水，酸酸甜甜就是我😊

抱着二宝，还能打了这么多字，都佩服自己了😊😊

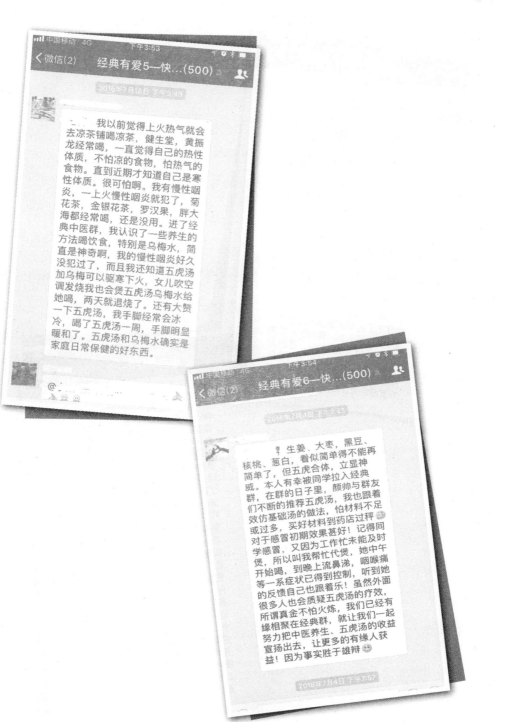

聊天截图一：

中国移动 4G　　下午3:53

< 微信(2)　　经典有爱5—快...(500)

2016年7月16日 下午2:43

我以前觉得上火热气就会去凉茶铺喝凉茶，健生堂，黄振龙经常喝，一直觉得自己的热性体质，不怕凉的食物，怕热气的食物。直到近期才知道自己是寒性体质。很可怕啊。我有慢性咽炎，一上火慢性咽炎就犯了，菊花茶，金银花茶，罗汉果，胖大海都经常喝，还是没用。进了经典中医群，我认识了一些养生的方法喝饮食，特别是乌梅水，简直是神奇啊，我的慢性咽炎好久没犯过了，而且我还知道五虎汤加乌梅可以驱寒下火，女儿吹空调发烧我也会煲五虎汤乌梅水给她喝，两天就退烧了。还有大赞一下五虎汤，我手脚经常会冰冷，喝了五虎汤一周，手脚明显暖和了。五虎汤和乌梅水确实是家庭日常保健的好东西。

聊天截图二：

中国移动 4G　　下午3:54

< 微信(2)　　经典有爱6—快...(500)

2016年7月14日 下午2:45

生姜、大枣，黑豆、核桃、葱白，看似简单得不能再简单了，但五虎合体，立显神威。本人有幸被同学拉入经典群，在群的日子里，颜帅与群友们不断的推荐五虎汤，我也跟着效仿基础汤的做法，怕材料不足或过多，买好材料到药店过秤😊对于感冒初期效果甚好！记得同学感冒，又因为工作忙未能及时煲，所以叫我帮忙代煲，她中午开始喝，到晚上流鼻涕，咽喉痛等一系列症状已得到控制，听到她的反馈自己也跟着乐！虽然外面很多人也会质疑五虎汤的疗效，所谓真金不怕火炼，我们已经有缘相聚在经典群，就让我们一起努力把中医养生、五虎汤的收益宣扬出去，让更多的有缘人获益！因为事实胜于雄辩😊

2016年7月4日 下午7:57

47

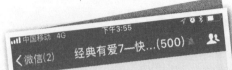

中国移动 4G　　下午3:55

‹微信(2)　　经典有爱7—快…(500)

🌾🌾分享🌾🌾提起五虎汤，可以说我家是它的忠实拥趸！自从入了这个中医群，看到群友们N次的分享，我对五虎汤的功效深信不疑。这大半年来，我家人几乎天天喝五虎汤（若没上火现象，一般煲基方我没放冰糖、乌梅）。小儿体质素寒，容易感冒发烧、肠胃不适，经过几个月的调理，体质好了很多，每周日返校必带一瓶回去喝，因为脾胃虚寒，参桂理中丸也成了"护身符"。还有年前时我家先生感冒发烧咳嗽咽痛，喝了4天基方加乌梅、冰糖、厚朴苦杏仁就搞掂了😊他赞叹不已说，这几种食材太神奇，要是以前感冒，没十天半月也好不了👍近来很多人问他，头发咋黑了那么多，有何秘方🤭能一直对五虎汤情有独钟，是因为亲身感受到它是食药同源的实用性与功效，所以我对身边的亲朋好友都会大力推荐。

中国移动 4G　　下午3:55

‹微信(3)　　经典有爱8—快…(500)

🌾　　　上两个月感冒高发的时候，一家老小都感冒了，分别是感冒两星期，一星期和三两天😂都伴有咳嗽，刚好接触五虎汤，于是按比例买了，外加苦杏仁，厚朴煎熬。小孩三岁见效特别快，他不喜欢喝就哄着喝，只喝了两小茶杯，当天下午不流鼻涕，晚上没有咳嗽，第二天再喝几口几乎都没什么症状了👍老人家有老年支气管炎，喝了之后觉得有力气多了，咳嗽明显减少，我先生喝完大家的反应不一样，他本来不怎么咳嗽反而咳得更厉害，还喉咙疼，坚持了三天，还咳嗽，后来停了五虎汤，煮了三天乌梅汤下火，果不其然，一周，全家药到病除！另外，给个小贴士：由于那几天实在刚好找不到大葱买，用的小白葱代替，效果也可以哦！✌️核桃壳用牙刷刷，刷得干净了再煲，乌梅一定要买药店的那种黑黑的，制过的。

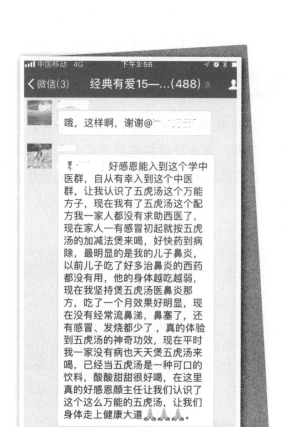

　　小可爱：那我是不是也是一个很好的例子啊，您昨天还赞我气色好呢！

　　颜帅：呵呵，当然是啊，这点要表扬你妈妈，理解了原理，活学活用，解决了不少问题呢！

　　小可爱：那她体重 125 的问题呢？

　　颜帅：呃，125 啊，这就不单是五虎能搞的定了，管住嘴、迈开腿，这些能做到，才能相得益彰啊。算了，先不说了，她约了我今晚去你家吃烤鱼，咱赶紧走吧！

　　小可爱：哦……

颜帅贴心提示

● 真正的医学财富应该是属于广大老百姓的，而不只是仅仅掌握在医生手里面，更不应该只存在于经典著作当中。五虎汤的成功推广和应用是我们把经典的财富转化为老百姓的健康财富最有益的尝试。

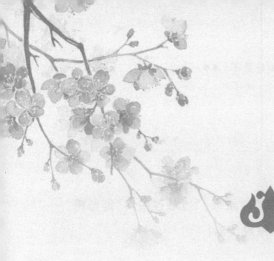

过　　敏

- 说说「过敏」那些事儿
- 「过敏」其实是可以根治的！
- 反复过敏的根源：「阳虚」和「伏邪」
- 治「过敏」妙招：养足正气，托透伏邪
- 治过敏小心所谓的「民间验方」

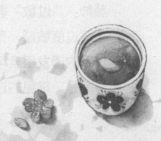

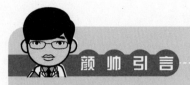

颜 帅 引 言

新的专题又来啦！"过敏性疾病"能断根、"过敏性疾病"能断根、"过敏性疾病"能断根！重要的事情说 3 遍！

说 说 "过敏" 那些事儿

颜帅：小可爱，早上好！

小可爱：颜帅，我今天不好，我是不是都不可爱了？！（泪眼婆娑）

颜帅：哎呦，怎么可能啊，"小可爱"是永远可爱的！快过来我看看，哦，原来这漂亮的小脸儿上长了这么多红点点，看起来像是过敏喔。

小可爱：昨天馋嘴老妈说想去吃海鲜，非让我陪她，结果回来就浑身痒痒，颜帅您快帮我看看！

颜帅：那就肯定是过敏了呢，可怜的孩子！

小可爱：颜帅，啥是"过敏"啊？

颜帅："过敏"啊，简单地来说，就是对某种物质过度敏感，身体因此产生的免疫应答反应。它的诱发因素可能是外界刺激，也可能是内部问题。常见的过敏性疾病有荨麻疹、过

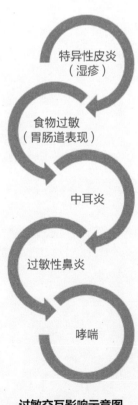

特异性皮炎
（湿疹）

食物过敏
（胃肠道表现）

中耳炎

过敏性鼻炎

哮喘

过敏交互影响示意图

敏性休克、花粉症、过敏性哮喘和过敏性鼻炎等。

小可爱：这么多种啊？那有什么不同呢？

颜帅："荨麻疹"是过敏的一种皮肤表现，过敏的其他皮肤表现还可有血管性水肿、皮炎、湿疹、多形性红斑、剥脱性皮炎等。"荨麻疹"可能因为外界气候、阳光等刺激诱发，也可能因为物理因素、精神因素以及全身性疾病诱发。最近我的门诊就遇到过一些因为精神压力大导致的"荨麻疹"，没有特别进行治疗，精神放松后自然就消失了呢。

小可爱：这么神奇？！啥样的才是"荨麻疹"啊？

颜帅："荨麻疹"主要是在皮肤上突然出现大小不等的粉红色风团，大多为圆形、椭圆形或不规则形的，身体的任何部位都有可能出现。这种风团开始时可能是孤立零散的，之后逐渐扩大并可融合成片。"荨麻疹"多来得快去得快，此起彼伏，而且新的风团会陆续发生，甚至在旧的风团上叠加发生。有些病人胃肠道也受到影响，造成黏膜水肿，出现腹痛和腹泻的情况。如果喉头黏膜也受影响，可能出现呼吸困难呢！严重的会有心慌、烦躁、恶心呕吐、呼吸困难、喉头水肿，甚至出现血压降低等过敏性休克表现！

小可爱：哇！看来这"荨麻疹"不可小看啊！

颜帅：是啊！还有，"过敏性休克"是最严重的过敏反应了。很多情况下是青霉素或其他药物导致，或者某些昆虫蛰伤等。

小可爱：嗯，我知道，以前我妈带我去看西医，打青霉素之前都要先做皮试，应该就是怕过敏吧？

颜帅：好聪明！"过敏性休克"先是出现皮肤黏膜潮红，周身皮痒（手掌发痒较明显），口唇、舌部及四肢末端有麻木感，继而出现各种皮疹，多为大风团状，大片真皮及皮下血管性水肿。然后在非常短的时间内，血压急剧下降，收缩压多降到 80mmHg 以下，脉压在 20mmHg 以内。严重者可发生循环衰竭，表现为意识模糊、冷汗、面色苍白、肢冷、脉细等。如不能及时控制病情，少数严重的可以在很短的时间内发生心脏骤停直至死亡。有 20% 的过敏死亡者是在过敏发生半小时内死亡的！

小可爱：哇，说得我浑身都起鸡皮疙瘩了！那"花粉症"是不是对花粉过敏呢？

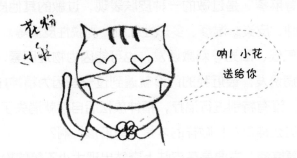

颜帅：没错，"花粉症"也称为"枯草热"，这种过敏有明显的季节性和地区性，主要影响眼和上呼吸道，过敏时眼睛发痒、流泪、眼睑红肿；鼻腔发痒，喷嚏连续发作，常一次多达十几个，喷嚏后水样分泌物增多，在发病时终日不止；咽部发痒、咽干、干咳等。有些听诊时可以听到哮鸣音。

小可爱：那这么说来，"过敏性哮喘"应该就是过敏引起的哮喘吧？

颜帅：是的，今年过年的时候我有位南京的师母就是因为给她家的小狗洗澡时导致过敏，诱发了严重的哮喘，抢救无效去世的！

小可爱：天啦！这么可怕！

颜帅：是啊！可以这么说，"过敏性哮喘"是支气管哮喘的主要类型，因为遇到吸入性的尘土、尘螨、动物皮屑或羽毛、虫卵，以及食物、药物等过敏原，出现喷嚏、流涕、咳嗽等黏膜过敏的先兆，继而有胸部紧迫感，严重时发绀、出汗、端坐体位，直至意识丧失的情况，这种过敏会突然发作或加重，会有阵发性呼气性呼吸困难和哮鸣音，一般发作时间为数小时。

小可爱：哦，明白了。我还有个疑问，邻居家兜兜哥哥经常早上一起床就打很多喷嚏，然后就流鼻涕，有时候鼻涕跟瀑布一样停不下来。可他又说不是感冒，是不是他以为我怕他感冒传染就不跟他玩，故意骗我的啊？

颜帅：还真不是，他跟他爸爸一样，都是"过敏性鼻炎"呢。

小可爱：过敏性鼻炎？快说来听听。

颜帅："过敏性鼻炎"非常常见，病人多为过敏体质，且具有一定的遗传性。外界的刺激包括冷空气、花粉、屋内尘土、螨、霉菌及动物的毛、皮屑及禽类的羽毛等，都会导致突发鼻痒、连续打喷嚏（多超过 5 个）和大量清水样浆液性鼻分泌物，每次发作症状多持续 1 小时以上，而且经常反复发作。

小可爱：原来是他爸爸把过敏性体质遗传给他了，看来我冤枉小哥哥了，我要赶紧去安慰一下他受伤的小心灵！（风一样地冲出去）……

颜帅：哎，这熊孩子！你脸上不痒了？我还没给你处理呢，快回来！……

颜帅贴心提示

● 千万别小看"过敏"这个病，小的过敏可能是局部短时间皮肤的一点瘙痒，但严重的过敏可能即刻导致喉头痉挛，窒息身亡。与其容忍在自己身上留一个炸弹，不如想办法"挖根"，彻底解决隐患。

　　西医关注"过敏"更多的在于过敏源，治疗也只是抑制应答反应，属于典型的"治标"，所以西医认为的"反复过敏者终生难愈"其实是不可靠的。

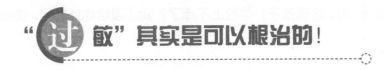

"过敏"其实是可以根治的！

　　颜帅：小可爱，早上好！昨天去找兜兜哥哥了？

　　小可爱：是啊，不过半路被我妈揪回来了，还说女孩子家家的，要矜持。我就奇怪了，她咋知道我要找兜哥？

　　颜帅：（嘿嘿，我一定不告诉你是我告的密。）今儿这小脸儿漂亮多了哈！

　　小可爱：嗯嗯，谢谢颜帅出手，昨天喝了五虎汤的加减方，今天已经不怎么痒了呢！我记得以前也出现过这样的情况，那时候，妈妈带我去医院，医生就给我一粒白色圆圆的药片，吃了不痒，过一段时间，不小心又会过敏。

　　颜帅：是啊，你要是问一下"度娘"（网络用语，指百度），她跟你解释的"过敏"这样子的："正常情况下，当外来物质进入人体后大都面临两种命运，如果被机体识别为有用或无害物质，则这些物质将与人体和谐相处，最终将被吸收、利用或被自然排出。如这被识别有害时，机体的免疫系统则立即做出反应，将其驱除或消灭，这就是免疫应答发挥的保护作用。免疫应答是人的防卫体系重要的功能之一，但是如果这种应答超出了正常范围，即免疫系统对无害物质进行攻击时，这种情况称为变态反应，即过敏"。

小可爱：听起来好专业啊，我可以表示我似懂非懂么？

颜帅：哈哈，通俗一点说就是，本来一些很普通，本身无害的东西（例如花粉）接触我们身体时，我们的身体很"变态"地认为它不好，然后发起了一系列的攻击（产生症状），这种攻击在防御的同时也会伤到自己。

小可爱：上次过敏去医院，还做了一项检查，好像叫"过敏源筛查"的？

颜帅：对，西医对于"免疫应答"研究得比较彻底，且研究重点多放在外源性的侵犯物质，即过敏源。因此，过敏源的筛查成了常规检查项目，而治疗的重点也在于避免过敏源的接触（饮食、起居的注意）和免疫应答的抑制（抗过敏药）。你还记得当时是怎么筛查的么？

小可爱：好像很简单，就是抽血，然后几天后出结果啊。

颜帅：嗯，这种抽血检测，只是西医针对常见的几种甚至几十种过敏源进行检测，但实际上过敏源多种多变，无法绝对消除。例如你可以不吃海鲜，但空气中的花粉、粉尘、寒气其实根本不可能完全避开。有意思的是，有些病人测出来对所有检测的过敏源都过敏，皮防所（皮肤病防治研究所）的医生开玩笑说建议她最好生活在真空里！

小可爱：真空？那怎么可能？

颜帅：是啊，这就是问题所在啊。而且抗过敏药抑制了免疫应答，虽然的确能短时间有效控制症状，但因为没有解释清楚你的机体为什么会产生"变态"反应，根本原因未明，自然也是治标不治本，所以过敏还会反复发作的。

小可爱：喔，怪不得，我还以为我这过敏问题是治不好的呢……

颜帅：别说是你啊，很多医生都认为过敏性疾病是终生难愈的呢！

小可爱：弱弱地问一句，我的过敏问题可以彻底治好吗？

颜帅：可以！可以！可以！（重要的事情说三遍！）

小可爱：那太好了！知道这个结果，我就淡定了。我想知道，那中医是咋处理这过敏问题的，能不能给我讲讲啊？

颜帅：呵呵，你还真够淡定的。我再给你号号脉吧，今天咱先聊到这儿，你想知道的啊，明天再告诉你。

小可爱：嘿嘿，好嘞，谢谢颜帅！

颜帅贴心提示

● "反复过敏的情况是治不好的，最多能短期控制。"很多人都存在这个认识误区。可是我要告诉大家的是：过敏是可以断根的！过敏是可以断根的！过敏是可以断根的！重要的事情说3遍。

颜帅引言

　　其实过敏源的存在从来就不是过敏发生的关键，经典中医对于"过敏性疾病"的病机一眼便看穿了其本质，抓住"阳虚"和"伏邪"这两个要害，"反复过敏"破局有望！

 复过敏的根源："阳虚"和"伏邪"

　　颜帅：小可爱，早上好！今天感觉如何？

　　小可爱：颜帅，早上好！我今天非常好，已经完全恢复了。

　　颜帅：那就好，那今天我们就"淡定"地唠唠这中医是怎么看待过敏的吧。

　　小可爱：好啊好啊，我昨晚都念叨了一晚上了！一想起您说中医能够治愈"过敏性疾病"我就莫名的兴奋！

　　颜帅：嗯，说起来啊，我自己真的很幸运，既有西医的基础，又很荣幸学了中医，更荣幸地拜了李可老为师，回归了经典中医。师父在世时就告诉了我们，在中医眼里，"过敏性疾病"存在**"阳虚"**和**"伏邪"**这两个关键因素，中医经典科这六年多的大量实践，让我们深刻地认识到了李老所阐述的"过敏"的核心病机。

　　小可爱：嗯，两个关键因素，那能说具体些吗？

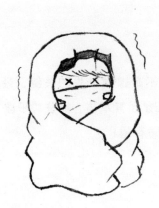
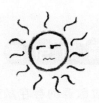

颜帅：我们先说**"阳虚"**。中医非常强调"正气存内，邪不可干"，我们的皮肤表层无时无刻都有一层阳气的敷布，叫**"卫气"**，其实就是阳气的一种表现形式，保护着我们不受外邪的侵袭（晚上大部分阳气入内休息，所以要盖好被子防寒）。一旦因为种种原因，或先天不足阳气亏虚，或生活方式不当伤阳，或补充不足阳气虚损，"阳退一分，则阴进一分"，"卫气"的固密性出了问题，外邪（寒气、花粉、海鲜）就有机会乘虚而入了。这是很关键的一个因素，即内因。有过敏史的人，可以稍微对照一下，看看自己是不是有相对怕冷、怕风、怕寒凉水果、怕生冷饮食、抵抗力弱、容易感冒等阳虚症状？

小可爱：我没有耶！

颜帅：哈哈，你当然没有，先天好的小孩子阳气足足的。咱再说这第二点，就是**"伏邪"**。

小可爱：什么是"伏邪"啊？听起来好可怕。

颜帅："伏邪"啊，简单点说就是"邪气"闯进我们的身体藏在某个位置了，就像以前电影里的特务，混进城里面，伺机干坏事。我们每个人因为有着很好的防护机制，一般邪气一旦侵犯，我们就会启动"打喷嚏、流鼻涕、咳嗽、皮肤毛孔收紧甚至发烧"等排邪反应，将其拒之门外。但因为阳气空虚，城门洞开，外邪得以趁虚而入，**层层内伏**，藏在本不应该有邪气的地方，如鼻窍、皮肤里层、气道黏膜、肠道黏膜等。这些邪气仍以寒邪为主，然后又逐步衍生出痰、饮、湿、瘀等邪气，平时不一定有显著的症状，但逐层潜伏，伺机为患。

小可爱：那就是"潜伏的敌人"的意思吧？随时准备偷袭我们。

颜帅：是的，可以这么理解，其实上面2个因素单一存在还不一定会导致过敏，但二者并存就有机会了。阳气不足，伏邪在内，当再次接触类似的邪气（如寒气、花粉、海鲜等）时，体内的邪气就会被"勾引"而出，和外邪交相呼应，合作为患，这时候机体相对不足的阳气还是会奋而力争，想驱邪外出，但又因军队不足，导致战局缠绵，所以就出现了**过敏性鼻炎**（邪藏在鼻窍，经常性的喷嚏、流涕，遇寒加剧）、**过敏性荨麻疹**（邪藏在皮肤，透达不畅，致反复发作皮疹）、**过敏性哮喘**、**咳嗽变异性哮喘**（邪藏在气道，因寒生痰生饮，致反复发作咳嗽、气促）、**过敏性胃肠炎**（邪藏在胃肠道，致反复出现胃痛、腹痛、腹泻等）等常见的过敏性疾病。

小可爱：这些"奸细"太可怕了，一旦我疏于防范，稍微松懈就可能中招啊。

颜帅：是啊，这下你对"过敏"的中医病机理解了吧？

小可爱：嗯，您讲得非常清楚，连我这个幼儿园的都能听懂，您要是写诗，肯定比李白写得好！

颜帅：呃，这是夸我呢？还是夸我呢？

小可爱：当然是夸您呢。道理我明白了，那怎么治疗呢？

颜帅：理解了病机，治疗就有了方向。不过，讲到现在，我还真有点儿饿了，要不，你带着我，我带着钱，我们先去吃个海鲜大餐吧？

小可爱：别！您这是考验我呐？我吃一堑还不长一智啊，病刚好，等我再恢复恢复再说吧。

颜帅：好，那我还是去看我的奥运赛事了，昨天的女排对巴西的比赛真是过瘾啊！

小可爱：哦，我还是去找我的兜兜哥哥玩了，明天见！

颜帅贴心提示

● 任何疾病的发生都有着"正气"和"邪气"的两面性，所谓"一个巴掌拍不响"。可以这么理解：西医更重视"邪气"的控制或消灭，而中医则更强调正气的扶助，然后才是驱邪外出。

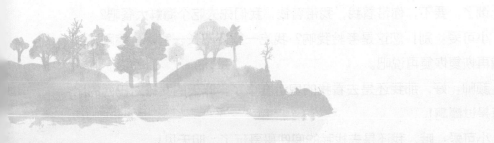

颜 帅 引 言

摆脱"过敏"苦，中医有绝招！

治"过敏"妙招：养足正气，托透伏邪

颜帅：小可爱，早上好啊！

小可爱：颜帅，早上好！听说，昨天咱们的女排又赢了？

颜帅：是啊，真是太过瘾啦！这可是再次夺冠的最好机会啊，所以今天咱们不讲太久了，我还得接着去看奥运！

小可爱：可是，昨天我们的一集推出去关注量很高啊，推荐量接近6万了，很多人就等着听中医到底怎么治好过敏啦！

颜帅：哦，也是，我们尽量讲得透彻些吧。

小可爱：对啊，昨晚我回去和我妈妈说这事，她还说"过敏性疾病"是没办法断根的，我都和她吵起来了！

颜帅：哦，看来你妈妈的观念和很多人一样，有很多关于健康的误区！其实啊，绝大多数"过敏性疾病"是完全可以治好的。中医在这方面尤其有优势。总的来说，中医治疗过敏，不外乎"养足正气"和"托透伏邪"两大方面。当然避免邪气的反复接触和摄入是最基础的治疗。你之前不是说，伏邪是藏在身体的敌人吗？这治病也可以理解为打仗，用兵也有"道"的。

小可爱："治病就像打仗"，嗯，这个提法很有意思！快和我讲讲吧！

颜帅：你看啊，在电影里说这打仗啊，关键在于"自己要够强"和"杀敌要够狠"，所以中医治过敏，讲究的是在病人正气虚损很厉害的时候以养为主，温养气血，补足正气；待正气尤其是阳气充盛了则攻邪为主，驱散伏邪；而更多的时候是养正气和透邪气同时兼顾，即"扶正驱邪"。

小可爱：我明白了，这是我们作战的"战略"。可是打仗还需要好的武器啊，西医对付过敏有抗过敏药，那咱们中医有好的武器吗？

颜帅：当然有啊，而且都是"绝世神器"呢！咱们的最佳武器就是经方，特别是《伤寒论》里面的处方，比如四逆汤、理中汤、附子理中汤、补中益气汤、金匮肾气丸等都擅长扶正，我师父李可创制的"破格救心汤"更是疗效极其神奇的扶正救急的神方，而桂枝汤、麻黄汤、麻桂各半汤、小柴胡汤和柴胡桂枝汤等则擅长透邪出表，而通脉四逆汤、桂枝人参汤、当归四逆汤等则攻邪和扶正兼顾，都是治疗轻重缓急不同、体质不同的各种"过敏性疾病"的良方！

小可爱：哇，这么多，颜帅您能教我几个吗？那我就在家都可以自己用了！

颜帅：哈哈，我就知道你会这么说，其实啊，要准确地用好这些处方治疗过敏不是简单告诉你里面有哪几味药和剂量就行了，还是需要扎实的中医临床功底的。比如说，把脉就很重要，可这都不是一两句话就能教会你的。所以啊，这些难题还是交给我们医生，有困难就及时来面诊吧！

小可爱：哦，我明白了，那我们在家就没什么好的武器介绍吗？

颜帅：呵呵，有啊，你忘了我们刚介绍过的"五虎汤"吗？普通的皮肤过敏包括慢性荨麻疹其实效果很不错的哦，你可以仔细去前面再看看。

小可爱：好的，不管怎样，至少我现在明白了，过敏性的疾病是可防可治的，不是终生性的疾病。

颜帅：是的，只要不是正气大衰，绝大多数可以治好，且可断根的。好了，那我现在考考你，过敏性疾病治疗的重点你掌握了吗？

小可爱：我知道，过敏性疾病的治疗重点不在防过敏源，也不在于抑制变态反应，而在于"养足正气，托透伏邪"。

颜帅：哈哈，小可爱"医生"回答很专业！明白了这个，就容易理解为什么现在的小朋友过敏性鼻炎、过敏性哮喘、慢性荨麻疹、咳嗽变异性哮喘会泛滥成灾，而有些小朋友年龄大些后过敏就会自行缓解了。

小可爱：嗯，小时候有过敏性疾病，很多是因为喜欢吃冷饮，像冰淇淋、雪糕、水果啊，使得寒气内藏，再加上生病以后滥用抗生素甚至激素，重伤了阳气，体质变差所以很容易中招，经常打败仗，自己也很痛苦呢。等随着年龄增长正气慢慢充足了，就有可能邪气慢慢外排了，过敏也会自行缓解吧。

颜帅：完全正确！走！奖励你一个冰淇淋去！

小可爱：哇！又在考验我，不去不去，我去找兜兜哥哥去，我要把今天学到的，讲给他和他爸爸听。

颜帅：这是往小老师方向发展的节奏啊！

颜帅贴心提示

● 我的师父李可经常和我们强调："但扶其正，听邪自去"。这不仅仅适用于养生指导，同样也适用于对复杂疑难病和急危重症的治疗。

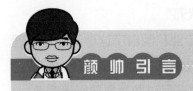

颜帅引言

冰冻三尺非一日之寒，过敏性体质是长期积累而来的。所有希望通过吃三两剂药几天治愈的都是"耍流氓"，只有经得住时间考验的"验方"才是神方。

治 过敏小心所谓的"民间验方"

颜帅：小可爱，早上好！

小可爱：颜帅，早上好！

颜帅："过敏"养生课听得过瘾吧？

小可爱：很过瘾！不过昨天我去兜兜哥哥家，他爸爸说之前也吃了一段时间的中药，好像效果不明显，还是经常打喷嚏、流鼻水，所以后来就放弃了。

颜帅：嗯，这也许就是很多人存在的另一个误区了。大家总觉得治病一定要快，一两剂、三五天还没全治好就是不对的。其实不妨想想，"过敏性疾病"往往都是病程迁延日久，邪气伏藏很深，怎么可能三两剂药就能完全治愈的。所谓"冰冻三尺，非一日之寒"，几年、十几年甚至几十年的问题，哪有那么快解决的？还有就是，他的打喷嚏和流鼻水，也有可能正是很多人盼望的服药过程中的"排病反应"，只有把寒气邪气都排出去了，病才能彻底好啊！

小可爱："排病反应"？这又是什么东东？"排病反应"就是打喷嚏、流鼻水吗？

颜帅："排病反应"啊，顾名思义，可以简单地理解为"喝了中药补充正气后，机体自行将体内的邪气排出体外所引起的种种症状"，打喷嚏、流鼻水只是其中的两种常见的方式，还有人出现出汗多、出皮疹、排烂便、小便增多、排痰增多等表现，这些都是邪气外排的常见途径。告诉你啊，我曾经治过一个南海的小女孩，也是反复发作"过敏性鼻炎"，喝了中药后连续 2 个星期，每天都拿个小盆子接鼻涕呢，像下雨似的！后来继续坚持吃，鼻涕又由多变少，坚持一年后就完全治愈了。其实，有些疾病，特别是慢性疑难性疾病，要彻底排出伏邪，各种排病反应几乎不同程度存在，我们不需要恐惧，也不应该回避。

小可爱：明白了，兜兜爸爸说之前他用了很多治鼻炎的方法，包括民间流传的粗盐冷水洗鼻子、用电击之类的破坏鼻黏膜，结果，不但没效果，好像越来越严重了呢！

颜帅：这些民间的外治法有些或许的确有一定效果，但往往治标不治本，尤其要注意避免反受其害。尤其是冷水洗鼻寒上加寒，助长寒邪伏藏于里，久则可能凝结成瘤（癌），无益反害啊！

小可爱：我记得五虎汤的功效之一就有治鼻炎，没错吧？

颜帅：不错，五虎汤能治慢性鼻炎，是因为它既能补肾，又健脾温胃，先后天并补；生姜温散寒湿，正气足则邪气自然外达，这就是我们昨天说的"补足正气托透伏邪"，只是力度稍弱罢了。只要能坚持喝，也能把鼻炎给治好，咱们群里有好多个成功的例子了。

小可爱：我还有个问题，如果过敏发作的时候，那到底应不应该用抗过敏的西药呢？

颜帅：非常好的一个问题！很多人听了我们的课会觉得，中医效果那么好，以后就坚决不用西药了，其实这也是片面的。如果过敏急性发作，明显影响休息、工作，其实单次使用改善症状是完全可以的，尤其是发作严重过敏性哮喘、过敏性休克等，激素、肾上腺素可能是唯一救命的方法，这时候就千万别拘泥是中药还是西药，只是不要依赖抗过敏药来治病就好了。真正要减少发作频率甚至断根，还得用中医来调理好体质才是上上策!

小可爱: 嗯, 明白啦! 想到过敏体质的遗传, 我有点同情兜兜哥哥了。

颜帅: 是啊, 所谓过敏体质的遗传, 一方面是父母基因的表达, 另一方面主要是邪气通过脐带转移到宝宝。所以, 那些备孕的未来爸爸妈妈啊, 一定要调理好自己的身体再孕育下一代, 才不会让自己和宝宝以后再受过敏的折磨啊。

小可爱: 看来, 做个合格的家长也真心不容易啊, 我觉得我需要主动回家帮忙搞搞卫生、煮煮饭啥的。

颜帅: 小可爱真乖! 我们这周的专题就讲到这儿了, 咱们迟点儿见!

 颜帅贴心提示

● "单方一味, 气死名医"。很多民间的"单方""验方"对于某些病症的确疗效神奇, 我们不应一味地排斥, 当然也不应一味地推崇, 忘了中医的根本。

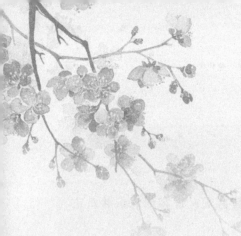

抗 生 素

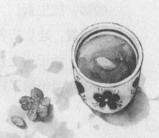

- 抗生素＼抗菌素＼消炎药——傻傻分不清
- 抗生素是『救星』还是『敌人』？
- 滥用抗生素的危害猛于虎！
- 关于抗生素认知的八大误区
- 不用抗生素，纯中医怎么『消炎』？

颜帅引言

　　新的一周，新的专题，颜帅带你一起客观、详实地认识并真正用好"消炎药"。

生素 / 抗菌素 / 消炎药——傻傻分不清

颜帅：小可爱，早上好！

小可爱：颜帅，早上好！看我把谁带来了？

颜帅：哈哈，这不是帅兜兜嘛！

兜兜：颜帅，早！我崇拜你很久了！

颜帅：小嘴儿这么甜，今天怎么有空一起来了？

兜兜：前两天小可爱给我和老爸上了堂课，之后，我就做了一个决定。

颜帅：啥决定？

兜兜：我决定，像小可爱一样，追随您了！

颜帅：哈哈，欢迎欢迎！

小可爱：那这个星期咱聊点啥呢？

颜帅：今天啊，咱就讲讲常见又很重要的话题吧。

小可爱、兜兜：什么？

颜帅：抗生素！

小可爱：哇！听名字好像很厉害的样子！

兜兜：我记得上次咳嗽住院，就为了要不要用"抗生素"的问题，妈妈还和姥姥争论了好久呢。这个话题我感兴趣！

颜帅：嗯，我来中医经典科之前啊，曾经在 ICU（重症监护病房）工作了 10 年。一个是抗生素使用最集中的地方，一个是基本不用抗生素的地方，两相对比，应该说对抗生素的是与非，我的感触是无比深刻！而且，现在抗生素的使用实在是太普遍了，咱老百姓的误区也实在不少，所以，想就我的感触和体会跟你们分享一下。

小可爱、兜兜：太好了！

颜帅：那我先问问你们，知道什么是抗生素吗？

小可爱、兜兜：呃，就是用来对付细菌的东东吧？

颜帅：不全对，抗生素（antibiotics）其实是由微生物（包括细菌、真菌、放线菌属）或高等动植物在生活过程中所产生的具有抗病原体或其他活性的一类次级代谢产物，能干扰其他生活细胞发育功能的化学物质。听懵了吧？这个解释太专业了。听不懂也没关系。

小可爱：那您说个我们能听懂的呗！

颜帅：简单地说，可以理解为：通过提取（或人工直接合成）某些微生物生长过程中产生的一种物质，它可以用来抑制或杀死危害人类的病原体（细菌为主，还有真菌、支原体、衣原体、螺旋体、立克次氏体等），从而达到治病效果。因为最常见的病原体是细菌，所以抗生素有时被称为"抗菌素"，又因为细菌常引起人体某部位的炎症反应，所以抗生素又被通俗的称为"消炎药"。

兜兜：抗生素、抗菌素、消炎药，原来是这么个关系！

颜帅：所以，在老百姓的视角里，这三个概念是一样的，但严格意义上来说，其实它们内涵是不同的。大家能在药店直接买到的消炎的药物（如头孢类、青霉素类的）基本都是，以前比较泛滥的门诊"吊吊水、消消炎"也基本上都是，包括儿童医院以前给感冒发烧的小朋友用的输液大多数都属此列。

小可爱：明白了！那抗生素现在用的真是很普遍的啦。您既然把抗生素拿出来讲，那抗生素到底该不该用呢？又该怎么用呢？

颜帅：额，这个问题嘛……昨天咱中国女排时隔 12 年再次夺得冠军，我是兴奋异常啊！这奥运赛事都快结束了，我得先去看直播啦，咱明天再继续哈！

小可爱、兜兜：唉，这次我们还在，您先溜走了！

……

颜帅贴心提示

● 其实对于普通老百姓而言，分清楚抗生素 / 抗菌素 / 消炎药3个概念意义不是太大，重要的在于我们需要警惕"抗""灭""消"这些字眼背后隐藏的风险。

客观公正地看待抗生素，才能真正用好抗生素！

抗 生素是"救星"还是"敌人"？

颜帅：小可爱，小兜兜，早上好！

小可爱、兜兜：颜帅早！昨晚我们俩吵架啦！

颜帅：为什么呀？！你们俩不是从来都亲密无间的吗？

小可爱、兜兜：我们俩对于"抗生素"的看法完全无法统一！

小可爱：兜兜哥哥把"抗生素"说得一无是处，可是我妈妈说它很好用，很有效！

兜兜：反正我妈妈对它很排斥，一听要用抗生素，马上就急了！

颜帅：哦，这样啊，看来你们俩的妈妈可能都走了极端啦！其实啊，首先需要客观地说，抗生素的发现是人类医学史上最重大的里程碑之一，正缘于它的发现，人类从此有了可以同死神进行抗争的一大武器，因为人类死亡的第一大杀手就是细菌感染。很多以往无药可救的疾病从此被攻克，人类的寿命也得以延长，这些都是不争的事实。

小可爱：哈，你看，我说了抗生素是好东西吧！

兜兜：可是……

颜帅：先都别急，听我继续说。其实咱们不妨想想，抗生素只是人类对抗病原体的一种武器而已，是很厉害，但救人还是害人却要看是掌握在谁的手里了。掌握在思维严谨，知识丰富，运用得当的医生手里，它就是治病救人，起死回生的良药；若掌握在医术低劣，贪图便利和收益的庸医手中，那它可能就是谋财害命，贻害无穷的"核武器"。

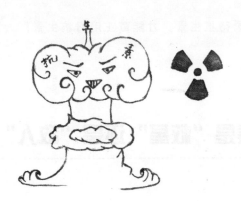

小可爱、兜兜：哦，明白了，就像您之前说的，一口水能救命也能害人，就看是不是需要喝水，以及需要的时候怎么喝。

颜帅：是的，这个联想很贴切。我们要警惕和谴责的是对抗生素的滥用，是滥用抗生素的那个"人"，而不是抗生素本身！我们讨论抗生素这个专题，其实不是为了"控诉"抗生素，而是希望厘清是非，合理地应用好抗生素，避免药物滥用带来的长期危害。

兜兜：懂了，没有绝对的好坏，就看怎么去用。

颜帅：小兜兜，有潜质！不过这里要注意一点，滥用抗生素的那个"人"，不单单指的是医生，当然医生是主体，但还有很多是那些不求甚解，缺乏正确知识的病人！很多病人，贪图方便，一有喉咙痛发烧就去药店买抗生素吃。这几年因为医生不肯违心开抗生素被病人暴打的新闻都已经不是一则两则了，我自己就碰到过走进诊室就要求开抗生素的病人，很让人忧心！

小可爱：天啦！那抗生素用不好到底会给我们带来什么危害呢？

颜帅：哎呦，用不好啊，危害可就大啰！不过今天是处暑了，我还得赶着给大家去准备处暑节气的养生资讯呢。今天就先聊到这儿吧，明天再具体和你们说。

小可爱、兜兜：哦，好吧，颜帅叔叔再见！

颜帅贴心提示

● 我们最怕的就是大家观念上走极端，非白即黑，非敌即友。其实如果大家学习了中医"阴阳"的概念，就很容易明白这个道理了。抗生素本身只是一个武器，无所谓"好"或者"坏"，是"救人"还是"杀人"，其实关键在于用的那个"人"。

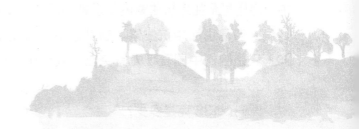

　　滥用抗生素的危害不仅祸及当下，还影响未来，不仅"武器"的使用者——我们医生责任重大，普通老百姓也应该明其缘由，正确认识抗生素，不要使自己成为滥用抗生素的"真凶"，害家误己。

 用抗生素的危害猛于虎！

　　颜帅：小可爱，小兜兜，早上好啊！

　　小可爱、兜兜：颜帅，早上好！

　　小可爱：颜帅您知道吗？最近奥运赛场在免费为咱中医做广告呢，还是国外的运动员！

　　颜帅：嗯，我知道，咱中医的"拔火罐"可火啦！不过啊，"拔火罐"这事咱以后做专题聊，咱今天接着说"抗生素"。

　　兜兜：对哦，昨天咱说到"抗生素的危害"，那它到底有哪些危害呢？

　　颜帅：抗生素本身是个好东西，它的临床应用也有严格的界定。可是现状却是，我们的临床医生特别是基层医疗单位的医生，在临床工作中，滥用甚至乱用抗生素的状况特别严重。受那些医生观念的影响，很多病人自己也乱用抗生素。当然这不仅仅发生在咱们国家，全球都这样，只是咱们中国表现尤其突出，我们国内抗生素人均年销售量达到了 138 克！

　　兜兜：138 克是多少？

　　颜帅：138 克啊，大概是 550ml 的矿泉水瓶的 1/5 多吧，这个用量是美国的 10 倍!

小可爱：哇!

颜帅：世界卫生组织很早就提出了"能吃药不打针，能打针不输液"合理用药原则，然而因为受到一些错误观念的影响，加上部分医生的错误引导，很多人不论大病小病，都要求输液治疗。

兜兜：是啊，我听妈妈说，很多人觉得输液好得快，所以一生病，就找医生开点滴。

颜帅：抗生素滥用所带来的危害已经且还在不断的呈现，非常值得我们警惕! 首先就是**它的不良反应**，这个一看抗生素的说明书就明白了。还有，**就是过敏反应**，这种情况多发生在具有特异性体质的人身上，除了最常见的皮疹外，以过敏性休克最为严重。

小可爱：是啊，上次讲的过敏性休克，可能致命呢!

颜帅：**第三种危害就是肠道菌群失调**。抗生素在杀灭致病菌的同时，也杀灭了人体肠道内的益生菌，结果造成人体正常菌群失调，从而引起腹泻、胃口不好、头晕等表现。

兜兜：可以理解为它没有针对性，好坏通杀吗?

颜帅：在一定程度上来说是这样的，它不能完全分清楚，所谓"杀敌一千，自损八百"，对自身的影响也不小。这**第四种危害就是二重感染**啦，当用抗菌药物抑制或杀死敏感的细菌后，有些不敏感的细菌或霉菌却继续生长繁殖，造成新的感染，这就是"二重感染"。这在长期滥用抗菌药物的病人中很多见。我以前工作的 ICU（重症加强监护病房）就相对多见，这类病人治疗很困难，病死率很高。

小可爱：这些细菌啊霉菌啊，怎么这么厉害啊?! 我想起来一句诗："野火吹不尽……"

兜兜（悄悄地趴在小可爱耳边提醒）：是野火烧不尽。

小可爱：对对对，野火烧不尽，春风吹又生!

颜帅：嗯，经反复筛选后留下的细菌更强、更难对付，所以不断有新药研发出来，又有新的一批细菌被筛选出来……**抗生素的第五种危**

害就是"耐药"，这已被全球关注。"超级细菌"已经被世人熟知！大量使用抗生素无疑是对致病菌抗药能力的"锻炼"，由于药物长期刺激，使一部分致病菌产生变异、成为耐药菌株。这种耐药性既会被其他细菌所获得，也会遗传给下一代。如果这种情况继续恶化，很可能使人类面临感染时无药可用的境地。

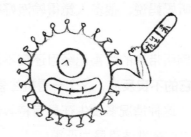

小可爱：没有药用？！那怎么办？

兜兜：先别急，颜帅一定有办法，不行咱们就用上洪荒之力！

颜帅：好啦，还洪荒之力呢，你俩阳气太旺了，这大热天的，还趴我身上，我都满身大汗了，咱们去吃点冰棍降降温吧。

小可爱：不去不去，冰棍降了温，阳气也损伤了，我还是去喝乌梅冰糖水好了。走，兜兜哥！

颜帅：喂！别跑啊，带上我！带上我！

……

颜帅贴心提示

● 抗生素滥用所带来的严重危害已经不单单是发生在我们国内，全世界皆已引起高度重视。但遗憾的是，我们发现在我们身边，尤其是很多年轻人，仍一味追求"更高、更快、更强""日犯而不知"，正持续受着抗生素滥用所带来的荼毒。

颜帅引言

　　合理的使用源于正确的认知，厘清8大误区，避免抗生素的滥用。

关于抗生素认知的八大误区

　　颜帅：小可爱，小兜兜，早上好！

　　小可爱、兜兜：颜帅，早上好！今天是不是要讲不用抗生素还有别的啥办法？

　　颜帅：呵呵，别着急，咱还是先把抗生素认识清楚。现在人们对抗生素的认识真的有很多误区呢！

　　小可爱：误区？抗生素不就是消炎药吗？还有啥误区？

　　颜帅：你看，你这就进入误区了！抗生素不直接针对炎症发挥作用，而是针对引起炎症的微生物起到杀灭的作用。消炎药是针对炎症的，比如常用的阿司匹林等消炎镇痛药。很多人误以为抗生素可以治疗一切炎症。实际上人体内存在大量正常有益的菌群，如果用抗生素治疗无菌性炎症，这些药物进入人体内后将会压抑和杀灭人体内有益的菌群，引起菌群失调，造成抵抗力下降。日常生活中经常发生的局部软组织的瘀血、红肿、疼痛、过敏反应引起的接触性皮炎、药物性皮炎等，都不合适使用抗生素来进行治疗。

　　小可爱：这样啊，我明白了。那您再说说，还有其他误区吗？

　　颜帅：有啊，我粗略总结了一下，大概有八大误区呢！

兜兜：这么多？！那还有哪七个误区呢？

颜帅：这误区二啊，是很多人认为"抗生素提前用可预防感染"。实际上，在医院临床上的某些外科手术确实会提前使用抗生素预防感染，但使用的前提是符合相应的指征，例如进行了某些腔道手术，患者是糖尿病人或身体虚弱的老人等，且使用时间和剂量有非常严格的限定。而在家中自己擅用抗生素，不但起不到预防感染的作用，相反，长期使用抗生素还会引起细菌耐药。

小可爱：看来我妈妈以前牙痛喉咙痛自己去药店买抗生素吃是真的不对了。

颜帅：是的，误区三就是认为"广谱抗生素优于窄谱抗生素"，就是覆盖面越广越好，甚至有人认为就是越贵的越好。其实抗生素使用的原则是：能用窄谱的不用广谱，能用低级的不用高级的，用一种能解决问题的就不用两种，轻度或中度感染一般不联合使用抗生素。

小可爱：按照这个思路，那是不是新的抗生素不一定比老的好，贵的抗生素不一定比便宜的好？

颜帅：真聪明！一点就透啊！其实每种抗生素都有自身的特性，优势劣势各不相同。一般要因病、因人选择，坚持个体化给药。另一方面，新的抗生素的诞生往往是因为老的抗生素发生了耐药，如果老的抗生素有疗效，应当使用老的抗生素。不过很多人过分追求新的贵的，认为一定比老的便宜的好，这就陷入了第四个误区了。例如最近我们分院两例长时间发热的病人（都接触过或自己处理过羊肉），后来都确诊为布鲁氏菌感染，最后都是用最便宜的四环素和链霉素治愈的，其他抗生素基本无效。

兜兜：原来如此！那如果生病问题比较多，可以把不同种类的抗生素一起使用吗？

颜帅：问得好！这就是通常出现的第五大误区，认为"使用抗生素的种类越多，越能有效地控制感染"，其实，我们一般情况不提倡联合使用抗生素，因为联合用药可能增加一些不合理的用药因素，这样不仅不能增加疗效，反而降低疗效，而且容易产生一些不良反应，或者细菌对药物的耐药性。只有在感染严重、复杂或危险因素很多的情况下我们才可能联合使用抗生素。

小可爱：那如果使用一种抗生素效果不好，是不是要赶紧换一种？

颜帅："频繁更换抗生素"是抗生素使用的第六大误区。抗生素的疗效有一个周期问题，如果使用某种抗生素的疗效暂时不好，首先应当考虑用药时间不足。此外，给药途径不当以及全身的免疫功能状态等因素也可影响抗生素的疗效。频繁更换药物，会造成用药混乱，从而伤害身体。况且，频繁换药很容易使细菌产生对多种药物的耐药性。

兜兜：明白了。我还有一个问题，妈妈很排斥的"感冒发烧就用抗生素"是对的吗？

颜帅：完全正确！其实病毒或者细菌都可以引起感冒。病毒引起的感冒属于病毒性感冒，细菌引起的感冒属于细菌性感冒，但以病毒引起的感冒最常见！而抗生素只对细菌性感冒有用。所以，一感冒就用抗生素，也是一大误区来的。发烧也是一样的道理。抗生素仅适用于由细菌和部分其他微生物引起的炎症发热，很多发热如病毒性感冒、麻疹、腮腺炎、伤风、流感等患者给予抗生素治疗有害无益。咽喉炎、上呼吸道感染引起的咳嗽、咳痰和咽痛者多为病毒引起，抗生素无效。

小可爱：您的意思是，感冒发烧是否用抗生素会有效，也要视具体情况而定，不能盲目地看到感冒、发烧，就赶紧用抗生素？

颜帅：是啊，小朋友都学会总结了。

兜兜：这八大误区都讲完了，今天的内容好丰富啊！您是不是饿了？我悄悄告诉您，小可爱的妈妈正在家做香喷喷的烤鱼呢。

颜帅：那咱还等什么？

……

颜帅贴心提示

● 八大误区代表着八种最常见的错误用药观念，别说你不沾
边，好好对照一下，你会发现其实你也"难辞其咎"。

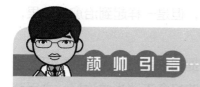

颜帅引言

世人以为消炎必用抗生素，却不知咱们中医更有着不可比拟的优势，中医经典科6年纯中医成功治疗600多例肺炎病人即是明证！

不用抗生素，纯中医怎么"消炎"？

颜帅：小可爱，小兜兜，早上好啊！

小可爱、兜兜：颜帅，早上好！

兜兜：小可爱妈妈的手艺真不错，我现在打的都还是烤鱼嗝呢！估计要"三月不知肉味了"。

颜帅：你是不是吃多了……好了，人齐了，现在讲讲你们最关注的问题吧，如果不用抗生素，我们怎么"消炎"呢？

小可爱：太好啦，我们洗耳恭听！

颜帅：前几天说了那么多，其实是想告诉大家，抗生素要用好，而不是可以随便用的，尤其不能滥用！其实我们中国人是幸福的，因为还有中医可以选择，那样不就能够很好地避免以上的危害和误区了吗？

小可爱：嗯，前面讲的"五只老虎"，还有"上火"和"过敏"专题，我已经充分感受到中医的魅力了！

颜帅：对！首先，严格意义上讲，对病毒性感冒西医并没有什么有效的药物，只是对症治疗，而中医在这方面有着无以替代的优势！

兜兜：中医应该是扶正，调节身体的平衡，用自身的抵抗力去对付感冒吧？

颜帅：对，中医不直接针对感冒病毒，但是一样起到治愈的效果，而且远比西医有优势。

小可爱：感冒引起的肺炎好像是大家提起来都怕的，兜兜哥哥的爸爸据说就是因为上学时得过一次肺炎，住院好多天消炎才治好，之后就开始出现过敏性鼻炎了呢。

颜帅：没错，他就是在住院过程中使用了大量寒凉的药物＋抗生素，虽然症状缓解了，但是身体的底子受到了很大的影响，引发了其他的症状。我可以负责任地告诉大家，经典中医能够很好地用纯中医的方法治疗轻中度肺炎，也能够治好一部分重症肺炎，而且具有抗生素无可比拟的优势：起效快、费用低、不良反应小兼调理体质等。我们经典科开科6年多来，这方面的成功案例已经超过600例了！

小可爱：好神奇！那中医经典科是怎么纯中医治肺炎的啊？

颜帅：这个啊，讲起来就有点专业和复杂了。总的来说，和西医、也和现代的一些中医不同，我们用的是经典中医的理论，就是《黄帝内经》《伤寒论》这些经典里的理论，采用六经辨证体系来分析肺炎的中医病机，然后灵活运用经方（主要是《伤寒论》中的方剂）进行治疗，配合针、灸、砭石、穴位贴敷等各种有效的中医特色疗法综合治疗，很多病人不仅退烧很快，炎症吸收快，还感觉舒适，体质也越来越好，很多人都感觉非常神奇！

兜兜：是啊，我之前听妈妈讲了很多在经典科住过院的婆婆、叔叔的例子，治疗过程和效果真的很神奇耶！

颜帅：嗯，这也已经引起国内外学术界的关注了。例如最近东莞一例高度疑诊骨结核、反复发烧、坐着轮椅来看病的阿姨，在我们科经纯中医治疗半年，现在已经可以一口气爬五楼了，自己买菜做饭，我们看了也备受鼓舞；又比如现在在院的一位年轻女性，反复感染病史已经十年之久，单纯持续性发热也已经一年半了，各种抗生素已经用了不知多少轮，来看我门诊时都说对自己差不多绝望了，这是最后的一搏。现在经过短短两周的纯中医治疗，病情逐日好转，大有起色，病人脸上又绽放了快乐的笑容！

小可爱：那真是太棒了！我觉得，我已经彻彻底底变成中医粉了。

颜帅：正因为我们科有了越来越多的"经粉"，所以现在才一床难求、一号难求。好了！我们这周的专题就讲到这儿了！

小可爱、兜兜：谢谢颜帅，周末快乐！

颜帅贴心提示

● 当下国人最可怕的困境不是没有中医可看，而是在观念上完全被西医"奴化"，一切唯西医"马首是瞻"，认为西医一切都是对的，中医一切都是骗人的。

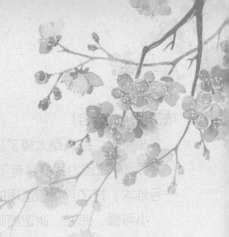

痛　　经

● 痛经那是病，痛起来真要命！

● 痛经的危害可不仅仅是『痛』啊！

● 有因才有果，为什么痛经的那人是你？

● 标本内外结合治，痛经之苦去无踪！

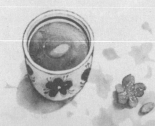

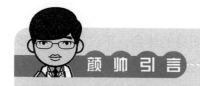

新的一周，新的专题，解读痛经，关注女性健康！

痛 经那是病，痛起来真要命！

颜帅：小可爱，早上好啊！

小可爱：颜帅，早上好！又一个充满希望的星期开始了！

颜帅：是啊，不过那个好积极的小兜兜哪去了？不会是三天打鱼两天晒网吧？

小可爱：不是啦，他说妈妈肚子疼，要在家照顾妈妈，今天跟您请假呢。

颜帅：对哦，早上他妈妈是打过电话问我关于痛经的事情，这孩子还挺孝顺。

小可爱：什么是痛经啊？

颜帅：呃，女孩子到了一定年龄，就开始有月经。正常的月经只是有轻微的不适，而痛经就不同了。它是一种常见的妇科疾病，指月经前后或月经期间出现下腹部疼痛、坠胀，伴有腰酸或其他不适，症状严重则会影响生活质量。

小可爱：痛经的女孩子应该只是很少一部分人吧？

颜帅：哈，恰恰相反，英国一家医学权威机构调查报告指出，全球女性中每五个人中就有四个人有不同程度的痛经，而且这个比例仍存上升趋势！

小可爱：啊？！比例这么高？

颜帅：是啊，对于痛经，我当然没有切身的体会，不过接诊过很多类似的病人，但从大家的血泪控诉中不难体会。轻者定时而发，腹部隐痛，重者痛连腰腹，疼痛难当，更甚者可伴恶心呕吐、冷汗淋漓、手足厥冷，甚至昏厥，持续数日难以缓解。上周一个来门诊的病人说她从来例假开始就已经有痛经，直到现在已经反复发作了 25 年！而且每次都痛得在床上打滚，真正的"痛不欲生"！

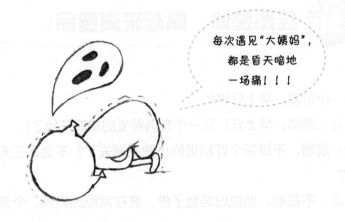

小可爱：天啦，好可怕！

颜帅：曾经有一个病人说："在那一刻我真想马上去摘了子宫！"我想这应该是最让人震撼的切肤之痛啦！

小可爱：嗯，想想都疼。

颜帅：你知道吗？因为痛经每月的高发率，有些国家甚至倡议增加"痛经假"呢！

小可爱：哦哦，真希望我以后不用承受这痛苦！那您先忙，我赶紧去看看兜兜妈妈去！

颜帅：喂！我已经给她支招了，你就别折腾了，让她好好休息一下啦，喂，喂……

颜帅贴心提示

● 当"痛经假"都已经出现时，先别欢呼，我担心的是大家把痛经当成是平常事，而忽略及时治疗。

痛经苦，何其苦，痛经之苦不在痛；治病难，实在难，治病之难不在治。防重于治，关注痛经，学习痛经，防病于未然！

 ## 痛 经的危害可不仅仅是"痛"啊！

颜帅：小可爱，小兜兜，早上好啊！

小可爱、兜兜：颜帅早！

颜帅：小兜兜，你妈妈还好吧？

兜兜：报告颜帅！在您的指导下，已经没事了，她让我代她谢谢您呢！

颜帅：没事就好。

小可爱：做女人真难啊！

颜帅、兜兜：何出此言？

小可爱：昨天看到她妈妈那么痛苦，就觉得我要是男孩子多好，就没这么多麻烦事啦！

兜兜：小傻瓜，你们女孩子可以梳漂亮的发型，还有很多花裙子，平时老师都教育我们要多呵护女孩子，你们不知道有多幸福呢！

小可爱：那倒也是哦。颜帅，我想知道，痛经除了痛得难受，还有别的坏处吗？

颜帅：这个问题问得好！很多女孩子对于痛经的危害认识并不深刻，认为只是每月痛那么几天，可能会耽误一下学习或者工作，忍忍就过去了，这一点恰恰更可怕！她们没有认识到，痛经可能导致不孕。大量的数据证实，痛经与不孕有着密切联系，不孕症中伴有痛经者占 56%，并且发现痛经一旦消除，患者也随即受孕；换而言之，如果你反复发作痛经，未来怀宝宝的难度会显著上升！

兜兜：你的意思是，痛经会影响生宝宝？

颜帅：是啊，不但是这样，即使最后顺利怀孕生产了，因为痛经的长年存在，宝宝未来的体质很大几率会受到影响。宝宝可能免疫力低下，容易感冒，反复咳嗽，胃口不佳，大便不畅，甚至容易发生喘息性支气管炎、慢性荨麻疹、支气管哮喘等棘手的疾病。有人总结说"妈妈体质不调好，宝宝感冒追着跑"就非常生动到位！

小可爱：看来，做妈妈责任好重大啊！

颜帅：还有一点非常重要的，那就是很多女士会发现除了痛经之外，自己很容易逐步患上乳腺增生、卵巢囊肿、巧克力囊肿、子宫肌瘤、慢性盆腔炎、子宫腺肌症等女性疾病，并在一定程度上有更大的机会转变为乳腺癌、宫颈癌、卵巢癌等真正要命的疾病！

小可爱：啊？！吓死宝宝了！

兜兜：颜帅，你好像吓到小可爱了！

颜帅：正确认识痛经的危害，才能更好地去重视、去预防、去治疗啊。千万不要以为痛经太常见，所以不用治，而且治不好，断不了根，每个月熬熬就过去了。不过，小可爱，你也不用担心，有你妈妈那种悟性，她一定会把你照顾得健健康康的！再说了，一切还有颜帅我啊！

小可爱：好吧，不过，我现在还有点心有余悸。我还有个疑问，为什么痛经会和那些可怕的疾病密切相关呢？

颜帅：非常好的问题，善于追根问底！你看啊，咱们中医一直强调的是整体观念，认为人是天地酝酿而生的精灵。人体是一团左升右降，周流不息的气。所有外在表现的症状其实是内在气的变化的外显。所谓"不通则痛"，引起不通、经排不畅的常见原因是寒邪。寒邪深伏不去，可以留滞在全身各处经络，最后到脏腑，然后"阳化气，阴成形"，阴寒和瘀血、痰饮等胶结为患，就可以长成很多诸如瘤样的东西啦！

小可爱：明白了，就是说痛经其实是个信号，让我们警惕，及早地去清除这些寒邪，避免病久及里，酿生后患！

兜兜：哇，小可爱你太棒啦！

小可爱：那我们得继续加油努力，嗯，不如我们先设立一个小小的目标吧？

兜兜：啊？什么目标？

小可爱：比如请我看场电影表示对我的赞扬，兜兜哥？

颜帅：（猛使眼色）兜兜，你不是刚好说了一会儿要带小可爱看刚上映的《冰川时代5》么？

兜兜：哦，对，小可爱，咱们上院线通看看哪两个位置合适，先把票订上吧？

小可爱：嘻嘻……

颜帅：看来剩下的要明天讲了，你们慢慢聊，我有事先走了……
……

颜帅贴心提示

● 哪怕痛到满地打滚，有些人还是认为捱过那几天就好了。或许我们得反复告诉她，痛经和不孕不育、子宫肌瘤、乳腺增生、卵巢囊肿甚至子宫癌、乳腺癌、卵巢癌都密切相关时，她才会真正把痛经重视起来。

　　别说痛经有多苦，"冤有头来债有主"。多问问自己以往生活方式的因，才能真正明白今天痛得死去活来的果。

有 因才有果，为什么痛经的那人是你?

　　颜帅：小可爱，小兜兜，早上好啊！《冰川时代5》好看么?

　　小可爱、兜兜：颜帅，早上好！电影不错，下次带你去看啊。

　　颜帅：算了吧，又在骗我。

　　小可爱：颜帅，你说女孩子为什么会痛经呢?

　　颜帅：要说原因，那就要先了解一下痛经的种类。西医把痛经分为原发性和继发性两大类，原发性痛经指生殖器官无器质性病变的痛经，占痛经90%以上；继发性痛经指由盆腔器质性疾病引起的痛经。有意思的是，西医把找不到器质性原因的就叫"原发性"，说白了就是"无据可查"，再说难听一点就叫"活该你倒霉"。

　　兜兜：那中医怎么看痛经的原因呢?

　　颜帅：经典中医对于痛经的认识要深刻全面得多。首先，中医强调"不通则痛，不荣则痛"，简言之，引起疼痛的原因不外乎两类：要么是局部堵塞不通，要么是气血无法正常濡养。其实临床很多情况是二者并存，痛经也概莫能外。导致痛经的最主要不外乎是寒和瘀两方面，且瘀多因寒而起。

　　兜兜：怪不得那天我妈妈热敷以后，说好多了呢。

　　颜帅：是啊，另外，痛经时月经往往色黑而瘀，夹有较多血块，这也说明寒和瘀的影响了。用老百姓的话来说，就是"宫寒"，本应温暖的子宫现在像个冰库，气血能够正常通行和濡养吗？

小可爱：那寒到底是从哪里来的呢？

颜帅：这有两方面，一是先天带来的，这个可以了解一下自己的妈妈以前的体质，还有怀孕时的情况，因为孩子和妈妈脐带相连，血脉相通，寒气是可以传导的；二是后天获得的，那就得问问自己了，你保护好自己的阳气了吗？你让你的腹部尤其是子宫一年四季温暖如春了吗？

小可爱：别说痛经有多苦，"冤有头来债有主"！

颜帅：还挺会编词儿的嘛！是的，那债主多是自己！你看看现代人的生活方式，吃寒凉水果、喝生冷饮料、吃海鲜、贪空调、喝凉茶、游冬泳、穿短裤、要风度不要温度，更可怕的是当流产似过家家。凡事有因才有果，有因必有果，不"寒"才怪，不痛才怪！昨天我们就强调过了，中医看人是一个整体去看，痛经不代表只是"宫寒"，它代表的是你体内寒气积聚，循经而传，哪里有空间就往哪里藏，去哪里堆积。所谓"阳化气阴成形"，阴寒的东西堆积多了，子宫肌瘤、乳腺增生甚至宫颈癌、乳腺癌自然就有机会应运而生啦，这才是最可怕的！

兜兜：嗯，我们知道了。

小可爱：那你赶紧去跟阿姨说一下啊。

兜兜：好的，颜帅再见！小可爱再见！

颜帅、小可爱：兜兜再见！

颜帅贴心提示

● 凡事有果必有因，面对痛经，少抱怨点医生和老天，多反思自己，多点行动去改变自己不恰当的生活方式，才是面对痛经的正途。

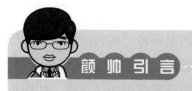

颜帅引言

　　对于痛经，艾灸等温通疗法可治其标，但要断根则必须自我改变生活方式，同时用中药托透伏寒，恢复温暖的子宫环境。

标本内外结合治，痛经之苦去无踪！

　　颜帅：小可爱，小兜兜，早上好啊！

　　小可爱、兜兜：颜帅，早上好！

　　颜帅：小兜兜，昨天跟妈妈讲了痛经的危害，效果如何？

　　兜兜：我妈妈很感兴趣，追问我咋解决？我被问住了，这不，今天找您来求教呢！我妈妈昨天说，她们单位一个阿姨都痛了 25 年了，都痛习惯了。您说，这痛经，是不治之症吗？

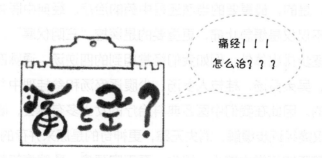

痛经！！！
怎么治？？？

　　颜帅：当然不是啦。痛经是可治之症，而且如果自己能认识深刻，配合调整自己的生活方式，运用中医的方法，对于绝大多数痛经不仅可治，而且完全能够断根。

小可爱：断根？好厉害！

颜帅：其实，痛经问题，首先更重要的是要考虑如何避免，作为母亲，要照顾并教育好家里的小女孩，积极改变生活方式，爱护你的子宫。注重建立正确的养生观念，避免各种伤害自身阳气的生活方式，如纠正熬夜、嗜食寒凉食物、水果及海鲜，"讲风度更要讲温度"。要适度运动，家庭艾灸养生等，在一定程度上而言，这些甚至比用药治疗更重要。

兜兜：所以啊，小可爱，你冬天穿裙子虽然很漂亮，但是为了身体健康，还是要换成长袖长裤比较好呢。

小可爱：又来批评我！好吧，看在为我好的份儿上，原谅你了。

颜帅：当发生痛经时，第一时间应该去医院检查，排除一些可能存在的器质性病变，极少数情况的确需要行手术处理。

小可爱：如果检查发现没有器质性病变，还是痛，应该怎么处理呢？

颜帅：痛经发生时，可以根据自己体质状况选择尝试暖宫止痛的办法。从专业角度而言，艾灸止痛疗效确切，尤其是用雷火灸（灸神阙穴、关元穴）起效快，我们中医经典科最近开发的火龙灸（可以灸腹部）更是优选；吴茱萸热奄包的热敷也是推荐的。另外，在经前或痛经期使用细辛30g煎水泡脚也有很好的散寒止痛效果。

兜兜：就是针对您昨天分析的"宫寒"采取措施对吧？

颜帅：是的，最重要的当然还是中药的治疗。经典中医强调治本，治疗思路不仅仅是缓急止痛，更重要的是深挖"三阴伏寒"，将藏在体内的寒气逐步排出体外，例如我们经常用到的四逆汤、通脉四逆汤、当归四逆汤、吴茱萸汤、桂枝人参汤、少腹逐瘀汤和参桂理中丸等都是起这个作用的。因此在我们中医经典科治疗的女士多有体会，随着服药的坚持，不仅痛经逐步缓解，消失无踪，更神奇的是原来并存的乳腺增生、子宫肌瘤等不知不觉中缩小、消失，至于宫颈癌、乳腺癌等就更有机会和自己"终生无缘"了。

小可爱：我知道了，乳腺增生、子宫肌瘤和那些癌症也是跟体内的寒气有关，寒气排出去了，这些症状跟着就改善了，这也是中医的神奇之处啊！

兜兜：学得不错嘛！昨天有人跟我妈介绍经验说生宝宝能治痛经，说她生宝宝前痛经，生完宝宝就不痛了，让我妈赶紧给我添个弟弟或妹妹呢。

颜帅：咳咳……

小可爱：颜帅你咋啦？要不要喝水？

颜帅：添个弟弟妹妹没问题，可这不是治痛经的办法啊，而且，这种现象，说明她已经把她的寒气传给了她的宝宝啊。要添个健康的弟弟妹妹，一定要在怀孕之前，先把体内寒气排出去啊。

小可爱、兜兜：哦，明白了。谢谢颜帅！

颜帅贴心提示

● 痛经之"痛"只是标象，通过多管齐下，去解决体内"寒"的核心，才能真正解决痛经之"根"。

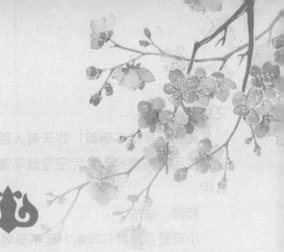

吐　泻

- 又吐又拉到底病根在哪？
- 发生吐泻就应该马上止吐止泻？未必！
- 处理家庭「吐泻」，快用参桂理中九！
- 你应该知道的解决吐泻的家庭小妙法！

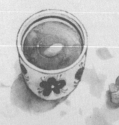

颜帅引言

　　吐泻是家庭最常见的病症，相信大家都有过切身体会。充分认识吐泻的核心病机，运用简便验廉的中医手段来处理应对吐泻的发生，这对于做好家庭的日常健康管理无疑有着很宝贵的现实意义！

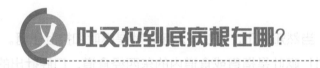

又吐又拉到底病根在哪？

　　颜帅：小可爱、小兜兜，你们好啊！这么晚了，找我有事？

　　小可爱、兜兜：颜帅，您好！您能帮忙去看看冰冰吗？她又吐又泻，她妈妈都急坏了！

　　颜帅：这样啊！别着急，你们带我去！咱一边走，一边说说，她怎么会吐泻呢？

　　小可爱：呃，这要问兜兜。

　　兜兜：又关我事？不是你跟她打的赌吗？

　　小可爱：那我也没让你买那么多啊！

　　兜兜：你……买多了不行，买少了你又骂我抠门，我到底要咋做啊！

　　颜帅：汗！别急别急，你俩慢慢说，到底什么赌？什么买多买少啊？

　　小可爱：事情是这样的，昨天我们跟冰冰讨论牛奶到底能不能多喝，我觉得牛奶寒凉，少喝为妙，她却说她从小到大都喝牛奶，我就跟她打赌，结果兜兜买了一大罐牛奶，一大罐酸奶，冰冰全给喝完了，谁知道晚上就……

　　颜帅：好了，我知道了。问你们一个问题，你们知道什么是吐，什么是泻吗？

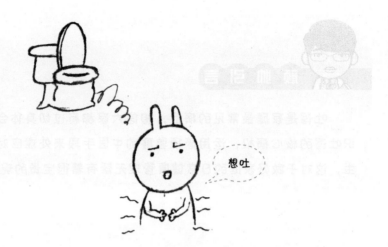

小可爱：当然知道了，上吐下泻嘛，就是呕吐和拉肚子啊。

颜帅：对！呕吐是指胃或食道内的东西经食道、口腔吐出的现象；腹泻俗称"拉肚子"，是指大便的性状稀烂，或成水样，次数比平日增多。

兜兜：应该也有只吐不泻或者只泻不吐吧？

颜帅：是的，"吐"和"泻"二者既可单独出现，又可同时并见，即我们平时说的"又拉又吐"。单纯的吐或拉原因非常复杂，反复出现时最好去医院就诊。

小可爱：我记得之前您讲过中医眼中的人，那个圈圈中，脾胃在中间，这种上下都有问题的，是不是中间有问题了导致的？

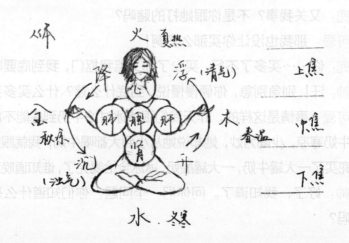

颜帅：哇塞，小可爱这么快就有**中医思维**了，必须要表扬！西医认为吐泻都是从消化道而出，自然和消化系统关系密切。中医也认为"脾胃为后天之本"，将脾和胃称为中土，就是圈圈里中间的部分。这对脏腑主一升一降，吃了东西进去后脾胃共同负责运化。脾主升，负责把食物当中的水谷精微上输给肺，然后布散全身，提供全身的营养；胃则主降，负责把糟粕下输肠道，然后通过大肠、肛门排出体外。二者合作，升降正常，则清阳得升，浊阴得降，既不见吐，也不会拉。

兜兜：那两人闹矛盾了，升降不正常了，就会又吐又拉了是吧？

颜帅：呵呵，升降不正常的话，就会有很多不同的症状出来了。因为各种原因（如进食过期、寒凉食物，受寒等）都可以导致脾胃受损，升降气机就会逆乱，当升不升，当降不降，浊阴不降反逆则推动食物从上而出即为呕吐，清阳不升反降则大便稀薄频多则见腹泻。这就是"又吐又拉"的病机所在。

小可爱、兜兜：嗯，明白了，这么说的话，吐泻就是"脾胃"的事。

颜帅：从这个角度来说，吐泻就是"脾胃"的事。但是，吐泻又不一定是"脾胃"的事哦！

小可爱、兜兜：哦？糊涂了……

颜帅：这就是冰冰小朋友吧？我们先帮冰冰处理一下吧，迟点儿再聊。

颜帅贴心提示

● 用中医来调理身体或治疗疾病，就一定要养成用真正中医思维来思考的习惯，这样才不会眼中只有"吐泻"，还有这些症状背后的"脾胃"。

发生吐泻不用过分紧张，一味强调对症止吐止泻既可能掩盖潜在的疾病，也可能阻断了排邪的病势，所以把难题交给医生来谨慎判断仍然是最可靠的。

生吐泻就应该马上止吐止泻？未必！

颜帅：小可爱、小兜兜，早上好！

小可爱、兜兜：颜帅，早上好！您真是太厉害了！冰冰今天好多了呢。

颜帅：那就好。

兜兜：昨天您还没说完呢，吐泻怎么就不一定是脾胃的事呢？

颜帅：哈哈，这么着急！

小可爱：估计昨晚想这个问题想得都没睡好，嘻嘻。

兜兜：呃，确实是。

颜帅：嗯，我们之前强调过，中医认为人的气机是一个整体，相互影响，环环相扣的。全身的各种复杂疾病都可能影响到中土的升降失常，例如急性中毒、恶性肿瘤某些阶段、某些血液病、中枢神经系统的疾病甚至心理性疾病都可能表现为"吐泻"的症状。因此，出现吐泻不一定全部是脾胃本身的事，而是继发于其他疾病。

小可爱：嗯，有道理。那平时一出现吐泻的症状就用药止吐止泻是对的吗？

颜帅：这个啊，就得具体情况具体分析了，如果呕吐和腹泻很频繁、很严重，很可能会导致人体内环境的紊乱，例如低钾、低钠、低氯等电解质异常，或者严重体液丢失导致脱水，甚至休克！这时候必要的快速的止吐止泻包括输液扩容等对症处理是很必要的；但如果是我们在家里因为感冒或吃坏了东西导致的轻度呕吐或腹泻，吐泻症状的本身可能就是将邪气排出体外的一种机体自然的反应，这时候就不一定需要马上对症干预，尽快辨别清楚病因病机，对因治疗才是最恰当。

兜兜：就是找到病因，对症下药，从根本解决，而不是一味地先控制症状，对吧？

颜帅：是的。单纯的止吐和止泻只是暂时的，如果根本问题没能解决，病情还是会反复。还有一种特殊情况就是服药后的"排病反应"就无需特殊处理了。

小可爱：什么是"排病反应"啊？

颜帅：在我们科就诊过的很多人都有过这方面的体会，那就是服药后经常会出现原来不舒服之外的新的症状，如流鼻涕、出皮疹、呕吐痰涎、解稀烂或水样黑褐色大便等。这些症状的出现不是用药不当或者所谓的"中毒"，而是服药后正气修复推动体内伏邪外排的一种反应，所以叫"排病反应"。它的特点是服药后发生（多数在半小时到 1 小时左右）、持续时间约半小时至数小时不等、不做特殊处理可自行缓解、发生后原症状和体质反而不断好转。"排病反应"导致的吐泻无需特殊干预，反而是正邪交争、驱邪外出、病情向愈的征象。

兜兜：哇，这个真的很神奇，以前没听说过！

颜帅：是的，总而言之，临床多风险，判断须谨慎。平时发现问题，及时就医最好。好了，今天先聊到这儿，我先去查个房。

小可爱：可我还有好多问题呢！

兜兜：小可爱，你不是想去珠海长隆玩儿吗？我们先去研究一下路线吧？

小可爱：好啊好啊，咱们走，颜帅您先忙，再见！

颜帅贴心提示

● 我们千万不要养成"有吐止吐，有拉止泻"的简单治疗思维，那样不仅不能很好地解决这些症状，反而可能掩盖真相，"闭门留寇"，落下病根。

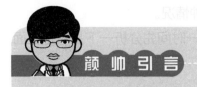

请注意：这不是做广告，这是我们几年来反复筛选和验证的结果！建议家庭常备，疗效非常确切。

处理家庭"吐泻"，快用参桂理中丸！

颜帅：小可爱、小兜兜，早上好！

小可爱、兜兜：颜帅早上好！

颜帅：今天我就给你们讲讲你们最关心的怎么解决吐泻的问题。

小可爱、兜兜：太好了！

颜帅：要快速处理好吐泻的问题，了解常见的原因无疑很重要。我们日常发生吐泻的原因还是有规律可循的，最常见的三种情况就是：饮食不洁，饮食不节，寒邪直中伤到了脾胃。

兜兜：您才说了两个啊，饮食不洁和寒邪直中伤到了脾胃，那第三个呢？

颜帅：汗！我说饮食不洁、饮食不节，第一个"jie"是"洁净"的"洁"，是说吃了不干净的或者坏了的东西；第二个"jie"是"节制"的"节"，是说吃东西没有节制，觉得好吃就拼命吃，如吃多了牛奶、冷饮、寒性的水果、海鲜等。

兜兜：嘿嘿，那寒邪直中伤到了脾胃怎么理解呢？

颜帅：寒邪直中就是寒气直接入里伤到了脾胃，外出当风、吹空调或坐冰凉的板凳（表现出来就是我们平时说的"胃肠型感冒"）、还包括使用较大量消炎药后出现的吐泻就是这种情况。

小可爱：那就是说，出现了吐泻，第一时间先分析一下是不是上面的 3 种情况，对吧？

颜帅：是的，然后我们才能对症下药。

兜兜：哦，那有什么妙招呢？

颜帅：嘿嘿，我还真有妙招！当然首先要强调的是，既然吐泻发生的关键在于脾胃的气机逆乱，那治疗的关键自然就在于恢复中土的气机，即当升则升，当降则降，而恢复中土气机的关键又在于温散脾胃之寒，寒散则脾气得升，胃气复降，自然吐泻渐止。

小可爱：听得我们有点晕，我们要干货！

颜帅：哦，那好吧，下面我们隆重推荐一种治吐泻良药：参桂理中丸！

小可爱、兜兜：参桂理中丸，啥东东？？

颜帅：参桂理中丸啊，其组成是经方中附子理中汤和通脉四逆汤合方的一个变方，有着"温中散寒，祛湿定痛"的上佳功效，经过咱们 9 个群的反复实践，发现它对于因脾胃虚寒，寒邪直中或过食生冷、不洁食物导致的腹痛、腹泻、呕吐，或伴见怕冷、头痛及肌肉酸痛等受寒症状，即常见的"胃肠型感冒"或"急性胃肠炎"效果非常确切，几乎是"药到病除"！对于体质虚寒尤其是脾胃虚寒（如慢性胃炎）导致的胃痛、纳差、手足厥冷，女性血寒血瘀导致的经行腹痛也有着很好的调理效果。

小可爱：这么神奇啊？！

颜帅：是的，这可是经过群里数千人的验证，如假包换。

兜兜：哇，那有哪些情况不适合用的吗？

颜帅：非常棒的提问，有两种情况特别注意不适合用的：

一是，湿热证（症见发热、口气臭秽、舌色鲜红、舌苔黄厚腻、腹泻臭秽灼热、小便色黄气味重、口渴引饮等）。

二是，孕妇禁用。

小可爱：那一般怎么用呢？

颜帅：参桂理中丸是大蜜丸，可直接嚼服，或化水服用；成人急性发作时直接用 2 颗，缓解后 1~2 颗 / 次，1~2 次 / 天，小儿剂量减半；寒甚者用姜汤调服。慢性调理病人可坚持服用 1~3 个月。

兜兜：嗯，我记得妈妈之前给我喝过藿香正气水治肚子痛，那怎么区分啊？

颜帅：是的，我们推荐日常用来治疗吐泻的中成药有三种：藿香正气丸、参桂理中丸和附子理中丸。

藿香正气丸主要针对暑湿效果最好，湿气重的腹痛腹泻效果较佳。

参桂理中丸重点在于寒邪重的情况，寒和湿引起的痛泻和呕吐疗效确切。

附子理中丸主要针对脾胃虚寒的调理，对单纯脾虚的病人效果不错。

但我们观察，在广东地区很多病人服用附子理中丸易出现上火的情况。所以，总体而言，仍以参桂理中丸使用的几率最大，效果也最好。

小可爱：我得赶紧让妈妈买些参桂理中丸在家里备着。

颜帅：的确很有必要，不过还有一个问题要注意：因为参桂理中丸中使用了制附子、干姜和肉桂等温热品性的中药，且剂量较大，服食后多有胃中辣辣的感觉；少部分病人在服药过程中可能出现发麻、腹泻等排病反应，如果出现其实都无需紧张，可咨询医生以判断是否继续服药。

兜兜：太好了，我先回家了，我得赶紧找我妈妈去。

小可爱：兜兜哥哥，等等我啊！

颜帅：别急着走啊，还没讲完呢，还要很多家庭处理吐泻的小窍门还没告诉你们啊！……

颜帅贴心提示

● 经方的医理，保障了参桂理中丸疗效的神奇。这个不是广告的"广告"，我愿意做它的代言人。

颜帅引言

有了参桂理中丸和家庭小妙法，这个中秋佳节妈妈再也不用担心家里人又发生吐泻的尴尬了！

 你 应该知道的解决吐泻的家庭小妙法！

颜帅：小可爱、小兜兜，早上好啊！你们昨天跑那么快，难道不想学学家庭吐泻的治疗小妙招啊？

小可爱、兜兜：想啊！昨天是太兴奋了，赶着回去让妈妈买药了。

颜帅：哦，其实啊，家庭中随手可及的一些方法对于日常发生的吐泻是非常有效的，比如新鲜生姜能温胃散寒止呕，可切片嚼服，若新鲜榨汁冲服（可加点热水）止呕效果更佳，但止泻效果有限，属对症的处理方法，对于轻度的受寒吐泻有效。

小可爱：可是姜好辣的，要是我，估计喝不下去。

颜帅：温经散寒止痛的方法，还可以做局部温敷。就是以热水袋或吴茱萸热奄包温敷肚脐，或取胃脘部中脘穴，边敷边按揉。

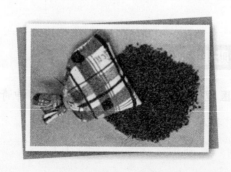

兜兜：吴茱萸热奄包？那里有？

颜帅：吴茱萸热奄包可以自己制作，先制作一个双层的布袋，把250克吴茱萸和250克粗盐混匀装入，封口。每次用前在微波炉中加热3~5分钟后取出，即可用来外敷。但是要注意试探好它的温度，不要过烫哦。

小可爱：知道了。那之前您提到可以用艾灸的方法，具体灸哪里呢？

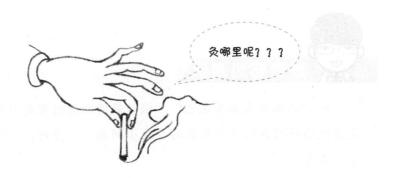

灸哪里呢？？？

颜帅：家庭艾灸可以取穴神阙、关元、中脘、脾俞、足三里等穴位中的2~3个，用温和灸的方法，每个艾灸约10~20分钟就可以了。

小可爱：真不错，这么多的小妙法！那哪种最有效呢？

颜帅：其实最有效的还是药物，我们建议大家家里常备一些中成药，昨天我们专门推荐过了，一个是藿香正气丸（或口服液），一个是参桂理中丸。特别是参桂理中丸，非常好用！

小可爱：那一定还有食疗的方法吧？

颜帅：对，比如小米粥、米汤养胃。严重的腹泻呕吐需要暂时禁食。但轻中度的不需要禁食，这时候最推荐用小米粥以养胃，以山西的"沁州黄"小米尤佳。煲时可放些姜丝以温胃。

小可爱：太好了！学到了这些小妙招，就可以在家里快速处理，缓解那"翻江倒海""一泻千里"的痛楚了。

颜帅：呵呵，还是要再次强调，临床有风险，判断须谨慎。情况严重时（例如已经导致脱水的吐泻）仍需要第一时间去看医生处理。

小可爱、兜兜：好的，谢谢颜帅教了我们这么多！今年的中秋节我们就不用担心闹肚子喽！

颜帅：哈哈，别以为有应对方法了就可以胡吃海喝了，还是得管住自己的嘴哦！

小可爱、兜兜：嗯，明白了！颜帅中秋节快乐！

颜帅：我也祝大家中秋佳节快乐！阖家安康幸福！

颜帅贴心提示

● "万病求人不如求己"。很多简便验廉的家庭小技巧其实完全能够帮助我们应付日常的健康小问题，学习好，应用好，何乐而不为？

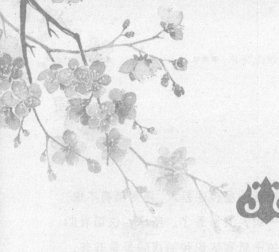

感　冒

- 感冒了，赶紧去输液？你可悠着点！
- 感冒就输液，这么多危害你可知道？！
- 感冒，中医这么治，效果杠杠的！
- 你知道吗，处理感冒的关键：防重于治！
- 颜帅教你几个家庭治感冒的小妙招！

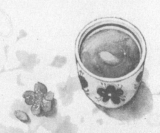

颜帅引言

秋来火未降，感冒接踵来。最近因为昼夜温差大，摄生稍有不慎，感冒便来亲近你了，儿童医院又一次人满为患了。所以，这周我们关注感冒专题，全方位深入剖析关于感冒认识和治疗的是是非非，一定会有些方面帮到你的，敬请关注哦。

冒了，赶紧去输液？你可悠着点！

颜帅：小可爱、小兜兜，早上好！

小可爱、兜兜：颜帅，早上好！今天开什么新专题呢？

颜帅：那你们说说你们想听什么专题？

小可爱：最近入秋天凉了，我们幼儿园很多小朋友感冒了呢，还有很多都发烧啦！

兜兜：是啊，听说医院的急诊室也是人满为患，"吊瓶林立"，打点滴的人坐都坐不下了，好热闹啊！

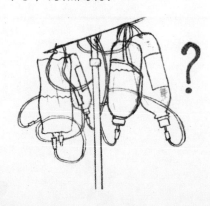

颜帅：嗯，不少中老年人说："记得小时候，感冒发烧是常有的事，如果烧得不高，都是采用喝姜汤水、白萝卜茶等土办法，捂在被窝里出出汗，几天也就好了，实在不行才吃几片药，很少吊针的。"可是你们看看现在，感冒输液就像家常便饭，也是医生采取的主要治疗手段。国家发改委 2009 年统计数据显示，我国医疗输液 104 亿瓶，平均到 13 亿人口，这相当于每个中国人一年里挂了 8 个吊瓶，远远高于国际上 2.5~3.3 瓶的平均水平！

兜兜：那中国岂不是世界最大的"注射大国"？

颜帅：是啊！这也正是恐怖和令人担忧的啊！

小可爱：为啥啊？这不是很正常的处理方法吗？

颜帅：我先给你们讲个三年前的事情吧，据报纸报道：2013 年 11 月 27 日，家住成都的李女士因患感冒给丈夫打了声招呼就去常去的一家药房输液去了。但是一直到晚间，李女士还没有回来，于是家里人跟李女士常去的药房联系，但是药房回复称并没有看见李女士，家属苦苦寻找未果，调取小区监控也没有找到她。最后药房老板终于打电话投案称，李女士已经死亡，被他抛尸江中。据了解，李女士平时生病都会去家中附近的药房，药房老板会一点医术，因此尽管没有执照但也给人看病。这一次李女士去看病，老板判断为感冒，按习惯给她进行了输液治疗，在输液的过程中离奇死亡。药房老板钟某见此情景惊慌不已，赶紧将李女士的尸体打包运出，并抛尸江中。这件事引起了市民的广泛关注，在强烈谴责药房老板草菅人命的同时，也再次引起了大家对感冒乱输液治疗的潜在巨大风险的反思。

小可爱、兜兜：啊？！输液后离奇死亡！！！

颜帅：还有，2012 年 5 月份，有个人由于感冒，到社区卫生服务站输液后，凌晨就死亡了，身上呈现青、紫、黑三种颜色的斑块。

小可爱：这毕竟是少数吧？

颜帅：这其实不是少数！广医二院急诊内科主任医师，一位从医 30 多年的老专家李燕屏就说，网上有些帖子提到"**输液的危害等于自杀**"，虽然太过夸张，但是，输液可以说是**最不安全、风险最高**的给药方式啦。输液需刺破血管给药，可以说也是一个小手术。静脉输液的不良反应包括造成一定创伤及并发症、有不灭之微粒会进入人体、侵入性操作增加感染机会、静脉炎等。据国家食品药品监督管理局公布的报告指出，2012 年，全国药品不良反应监测网络收到的过敏性休克导致患者死亡病例中，85% 以上为静脉给药。

兜兜：不灭的微粒？太不可思议了！您给详细讲讲，这日常看来再平常不过的输液，咋这么恐怖呢？

颜帅：好，不过今天周一，我太忙了，关于感冒滥输液的危害啊，明天我再给你们细细道来。

小可爱、兜兜：好的，您先忙，明天我们再接着学习。颜帅再见！

颜帅：明天见！

颜帅贴心提示

● "感冒了？赶紧去输液！"，这大概是我听过的最荒谬的建议啦！无论是国外、还是国内的治疗指南，都没有这条建议。恰恰相反，感冒时对于输液，尤其是抗生素的运用有着极其严格的限制！

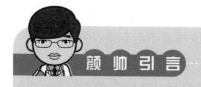

颜帅引言

　　感冒遜输液，危害猛于虎！这可不是简单的"多花钱了"，即时危害和潜在风险，体质损害和伏邪为患，远远超出你的常规认知。我亲眼目睹了那么多人深陷感冒就输液的误区，其危害之严重，令人痛心疾首！

 冒就输液，这么多危害你可知道？！

　　颜帅：小可爱、小兜兜，早上好啊！

　　小可爱、兜兜：颜帅，早上好！

　　颜帅：咱今天继续讲讲感冒输液的问题吧。

　　兜兜：好啊好啊，昨天您提到输液中的"微粒"，这到底咋回事啊？

　　颜帅：嗯，"微粒"是静脉注射液中难以 100% 消除的"副产品"，虽然肉眼看不到它们，但是这些"微粒"是引起慢性输液不良反应如肉芽肿、肺栓塞等的重要原因。"微粒"经静脉注射进入血液循环，长期留于人体。长期输液会加重心脏和肾脏负担，降低人体自身免疫力。尤其是国内一些药厂，质量要求没有精益求精，为了节省成本，制造工艺存在缺陷，长期使用更容易带来潜在的危害。

　　小可爱：那除了微粒，输液还有什么别的危害吗？

　　颜帅：嗯，当然还有。在临床用药中，几种药物连续滴注和药物联合应用这两种方法的使用较为普遍。这会导致不良因素增加，比如配伍禁忌会使药物毒性增加，以及药物有变色、沉淀、混浊以及漂浮物等多种方面的反应。

兜兜：我听说中成药可以进行注射，这样会不会安全一些？

颜帅：中成药注射同样存在很高的安全隐患。2012 年全国药品不良反应监测网络收到的严重报告中，中成药例次数排名前 20 位的都为中药注射剂。

小可爱：可是我们幼儿园好多小朋友感冒了都是被爸爸妈妈带去输液的……

颜帅：其实这是非常危险的做法。儿童抵抗力差，易患病，同时肝肾功能尚未发育完善，酶系统尚未成熟，药物的代谢、排泄与成人有较大差异，儿童对输液反应或药物不良反应耐受性差，更易导致严重不良后果。儿童输液更应该谨慎对待。每年发生的药品不良反应，有 60% 左右是在静脉输液过程中发生的，这通常是药品直接进入了血液，缺少消化道及防御系统的屏障，再加上内毒素、pH 值、渗透压等诱因导致的。输液产生的危害应该是一个医疗常识。所以，能口服就不要去输液！

小可爱：可是现在大家都觉得输液好得快，而且很多人不爱吃药，觉得输液更容易接受。

颜帅：这是最大的一个误区了。一方面感冒本身存在自限性，它有周期规律性，快的 3~4 天，慢的一星期。不论你采取什么措施治疗，都不会马上就好，其实你不输液也可能达到相应的效果。静脉滴注所谓"好得快"，其实际原因是：药液直接输入到血管内，随着血液循环，直接被人体吸收，让人感觉好得快，那只是表面现象而已，静脉输液不会缩短病程。另一方面，目前仍没有对各种病毒均有效的静脉药物，所以感冒时输液多用的是抗生素，而抗生素只针对相应的细菌有效，药不对证，自然不存在确切的疗效。而且感冒这种情况就扔那么多炮弹去打，将来苍蝇都打不了。

小可爱：那么为什么很多人感觉喉咙痛、发热等症状似乎感觉上用了抗生素也有效呢？

颜帅：西医无法很好回答这个问题。而中医却可以，中医认为感冒的过程其实是邪气侵犯人体，人体的正气和邪气相争，气机局部受阻所带来的种种症状表现，如发热、咽痛、肌肉酸痛、咳嗽等，西医往往简单认为是"发炎"。此时只有扶助正气，顺势将邪气外排才能很好地解决感冒的问题。而抗生素在中医理论认为具有寒凉属性，直接输入血管后把这种正邪反应直接给压制了，症状因此就有所减轻，但不仅仅邪气没有很好地排出去，伏藏于体内，还可能损伤到正气，尤其是胃气。因此，很多病人尤其是老年人，用了抗生素后发热退了，但出现了疲倦、出冷汗、腹泻、胃口差等不良反应。长此以往，不仅体质会受影响，而且会让邪气逐层入里，停留体内，变成伏毒，落下病根，贻害无穷！

兜兜：偶尔输点液也不会有很大害处吧？

颜帅：偶尔一次或少量使用输液的确看不出明显的人体损害，但反复多次甚至习惯性的感冒输液，尤其是使用抗生素至少存在以下危害：

● **免疫力低下**　抗生素的滥用使得人体体质下降，免疫力下降，容易再感染。此外，抗生素的使用有可能"消灭"体内的益生菌，造成菌群失调。

● **导致耐药**　抗生素滥用的一个严重后果就是细菌耐药。据统计，在北京儿童医院，20 世纪 80 年代的细菌耐药在 10% 以下，但是现在青霉素等耐药达到了 70%，甚至更高，非常惊人。这样一来，在未来的治疗过程中，病人使用的抗生素就必须"不断升级"，而其最终结果，就是类似超级细菌出现，人类"无药可用"。

● **损伤肝脏**　许多抗生素都是通过肝脏代谢的，长时间反复使用输液，尤其是国内一些药液质量存在瑕疵时，滥用抗生素更容易造成肝脏功能的损害。

● **导致耳聋**　尤其容易发生在小儿身上。据新华社消息，截至 2007 年底，我国听力语言残疾人数达 2000 多万人，其中，儿童患者约为 200

万人。造成儿童耳聋的主要原因是：药物中毒、病毒感染、遗传、出生时的缺氧以及噪声刺激等。在药物中毒这一成因中，抗生素使用不当已经成为致聋的罪魁祸首。据悉，发达国家不合理使用抗生素造成耳聋的比例不到 1%，我国却高达 30%~40%。

不仅如此，从中医角度看来，输液的滥用还会带来 2 个潜在的巨大危害：

● **损伤后天之本** 人的生长发育成长有赖先（肾）后（脾胃）天两本。抗生素性属寒凉清降，久用损伤脾胃，运化失常，逐渐带来胃口差、消化不良、容易感冒、头晕等症状，这对小儿会带来发育迟缓、智力偏低、免疫力低下，对老年人会带来消化功能差、易感冒、早脱发、早衰等严重后果。

● **伏邪留为病根** 因抗生素的使用，邪气不出反而入里，伏藏于内，表面上看感冒好像好了，实际上却留下了病根。一旦天气变化则易交相呼应，发为顽疾，例如感冒后的长期反复咳嗽。不仅如此，伏邪入里，酿生寒痰湿浊瘀等，久而久之，有机会转化为风湿免疫类疾病，良、恶性肿瘤等疑难绝症，贻害无穷！

小可爱：看来滥用输液危害巨大啊！那感冒了究竟应该怎么办呢？

颜帅：呵呵，这个问题，你们先思考一下？

小可爱、兜兜：哦，看来这又是要下课的节奏了。真想今天就全部搞明白！

颜帅：哈哈，我知道你们很好学，不过，知识可得一点点来学，才能真正很好地消化吸收哦！

小可爱、兜兜：好的，颜帅明天见！

颜帅贴心提示

● 如果我说了那么多的严重危害，你仍然无动于衷，感冒了第一时间还是去要求输液，那我只能长叹一声了！

颜帅引言

在感冒的治疗方面，中医具有绝对的特色和优势，这一点相信是国民的共识。这种优势存在的关键在于它的理念，那就是"扶正祛邪、顺势而为"，这和西医的查杀病毒、对症治疗毫无疑问差别甚远。

感冒，中医这么治，效果杠杠的！

颜帅：小可爱、小兜兜，早上好啊！

小可爱、兜兜：颜帅，早上好！

颜帅：你俩昨天思考讨论，有啥结果？

兜兜：嘿嘿，嘿嘿，结果就是：颜帅一定有办法搞定！

颜帅：汗！

兜兜：我们有个疑问，网上很多人的说法是感冒可以自愈，不需要治疗，他们说，不吃药一周就好了，吃药也是一周好，还不如扛过去。还说国外就是这样，拼命喝水和吃维生素，然后休息，然后，就好了。

颜帅：这个观点有失偏颇。感冒90%以上都由病毒引起，的确存在着一定的自限性，部分情况不做特殊处理可以自愈，关键在于多休息，勤喝水，清淡饮食，一般一周左右普通感冒的症状可以自行缓解。但以下情况例外：小儿、高龄老人感冒，免疫力低下人群（如AIDS、COPD、长时间服用激素病人）、发热持续超过3天、出现其他症状（如气促、心慌、手脚冰凉、呕吐、腹泻、反应迟钝、咳吐大量痰液等），以上情况必须尽快就诊，寻求恰当治疗，以防病情持续进展，带来危险。这在中医看来就是从表入里，从三阳入三阴的过程，存在恶化的风险。

小可爱：那应该怎么处理呢？

颜帅：真正治疗感冒好得快的其实是中医，因为中医对感冒时正邪的辨识和病机传变的规律几千年前就有了清晰的认识，并留下了药简效宏、效如桴鼓的经方，只要能第一时间就诊，病机辨识正确，做到《黄帝内经》里所言"一剂知、二剂已"完全没有问题。

兜兜：中医是怎么治感冒的呢？

颜帅：中医尤其是经典中医治疗感冒具有绝对的优势，关键在于它的理念，那就是**"扶正祛邪、顺势而为"**。"扶正祛邪"指的是时时固护正气，体弱者扶正以祛邪，体质尚可者祛邪不伤正。所以不会滥用清热解毒的药物去压制症状，也不会滥用抗生素"抗炎"，以防损伤脾胃，得不偿失。本来感冒就是正气不足，所以邪气才有机会乘虚而入，而且以寒邪最为常见，所以感冒时只要病位、病性、正邪关系分析准确，经方运用得当，即使还在发烧，使用补益类药物甚至人参、附子也就不足为奇。

小可爱：可是很多人直觉认为（其实是西医的影响）既然发热就应该清热解毒，既然发热就是有炎症，所以就应该用抗生素，甚至用激素。

颜帅：所以，这就是我们不断努力推广正确养生观念的原因之一。正因为用抗生素用激素的方法是和感冒的发病原理背道而驰的，很多病人用了这些药或是发热反复，或是发热虽退咳嗽缠绵、倦怠纳差也就不足为奇了。

兜兜：我想起来小时候感冒还咳嗽，我妈妈说我住院一周，回家还是继续咳。

小可爱：呵呵，因为经常感冒咳嗽出入医院，就慢慢从以前的小胖墩，变成现在的小竹竿了。

兜兜：呃……你不是说我瘦了更帅吗？

颜帅：哈哈，健康的瘦才好。其实经典中医（如《伤寒论》）对于感冒有着整套的辨证体系，即六经辨证，对于感冒不同阶段、不同性质、不同症状的表现特点有着非常详尽的解读，并留给了我们许多宝贵的经方，这些正是我们的治病法宝。例如感冒刚起，肌肉酸痛、发热恶寒、无汗，可能是太阳伤寒表证（最初浅的阶段），一剂麻黄汤就解决问题了；如果有汗，可能是太阳中风表证，一剂桂枝汤就汗收热退了；如果出现口苦、喉咙干、想吐，可能病在少阳，一剂小柴胡汤就诸症俱消；平时我们经常说的"胃肠型感冒"，其实是直中太阴（脾胃），一剂桂枝人参汤可能就药到病除；如果是老人家感冒，发烧、怕冷明显、思睡，可能是太少两感，一剂麻黄附子细辛汤很快就能热退神安。中医干预的优势就在于不需要关注病毒的种类，只要辨清病位，扶助正气，把邪气外透，往往出身汗就能热退病除，这和使用退烧药（如美林、泰诺等）大汗出、人疲倦，6~8 小时再反弹自然有着天壤之别！

小可爱：这是治本啊。

颜帅：对！当然，这一切得取决于中医师深厚的理论根基和准确的诊断处方，广东省中医经典科近 6 年来运用纯中医的方法成功治疗肺炎（其实就是感冒的进展）600 多例，不仅退热快，症状改善快，而且还能改善体质，优势明显。这些实践已经充分证实中医治感冒的优势。但很遗憾的是当今的中医越来越被西化，能真正回归经典中医的太少了，走入了歧途，疗效泛泛可陈，让广大老百姓日渐失望了。

小可爱、兜兜：明白了，谢谢颜帅！

颜帅：好啦，我去查房了，今天讲了怎么治，明天给你们讲讲怎么预防。

小可爱、兜兜：太好了！颜帅您先忙！

颜帅贴心提示

● 不怕告诉大家，我自己爱上中医就是从用中医治疗感冒开始的。中医治疗感冒不仅缓解快，反弹少，而且能同时调理体质，好处多多！

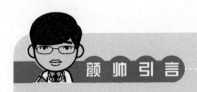

颜帅引言 ┄┄┄┄┄┄┄┄┄┄┄┄┄┄┄┄┄┄┄

　　与其等到感冒了手忙脚乱，不如谨小慎微，防患于未然；与其记住什么是"防寒三宝"，不如加强锻炼，顾护正气，因为"正气存内，邪不可干"。防重于治，这才是处理感冒关键中的关键！

 知道吗，处理感冒的关键：防重于治！

　　颜帅：小可爱、小兜兜，早上好！

　　小可爱、兜兜：颜帅，早上好！

　　小可爱：昨天的内容很精彩，我回去说给妈妈听，她都表扬我了呢！

　　颜帅：小可爱真棒！其实，无论是防止感冒的反复发生、感冒后症状的快速缓解、还是防止感冒的入里恶化、出现并发症，中医尤其是经典中医对于感冒的防治有着西医无可比拟的优势，这一点不仅老百姓公认，连西医的专家们也认可。只要观念正确，遵循中医"道法自然"之理，感冒可防可治可控，无需滥用输液，酿生后患。

　　小可爱：听您这么说，我想起来《黄帝内经》中有一句话："故圣人不治已病治未病，不治已乱治未乱"。

　　颜帅：确实是，治不如防。今年国家的"健康中国"理念也倡导国民由"重治疗"向"重预防"观念的转变。

　　兜兜：不过，不是很多人说每年感冒几次没关系，还能调动机体免疫力吗？

　　颜帅：这其实是一个很大的误区。感冒的发生是邪气太盛或正气太虚、邪气侵犯、正邪交争的结果。每次感冒的过程都是耗伤正气的一次战争，并不带来所谓对病毒产生免疫力的获益，所以才会见到很多人反复感冒，甚至一个月来一次，烦恼至极。更可怕的是感冒后如果失治、误治会引邪入里，落下一堆的病根。

兜兜：看来，错误的观念真的很害人啊！

小可爱：嗯，那应该怎样防范感冒的发生呢？

颜帅：其实中医"治未病"的理念包含未病先防、已病防变、防止复发等多重内涵，运用"道法自然"的原则防止感冒的发生就包括：

● **勤锻炼**　在空气清新的环境里适当活动，多接触大自然，增强体质状态。

● **调整饮食结构**　不嗜饮酒，避免习惯性寒凉类食物和水果的摄入，尤其是少吃冰箱里直接拿出来的东西，如冰淇淋、冷饮等，少吃海鲜；减少肥甘厚腻、煎炸类的食品摄入，减轻脾胃的负担。

● **避风寒、调起居**　早睡早起，不熬夜，根据季节及时加减衣服，少吹空调和风扇，尤其是不要对着直吹，避免在寒湿环境中居住，不要冬泳（耗散阳气）。

● **合理使用抗生素**　平时不要滥用抗生素（包括口服和静脉使用抗生素），以免削弱自己的体质。

● **保持良好心态**　保持良好的情绪心态，节制欲望。

● **养生驱寒**　养成睡前热水（如果是中药如细辛等煎水效果更好）泡脚的习惯，有助于驱散体表的寒邪。

小可爱：防寒有什么好办法吗？

颜帅：《伤寒论》认为感冒"其伤于四时之气，皆能为病，以伤寒为毒者，以其最成杀厉之气也"。防感冒关键在于防寒，这点大家都有体会，风扇、空调、淋雨、吹风、玩水、吃冰淇淋等都是感冒最常见的原因。而防寒有"**三要害**"，那就是"**颈、腰、脚**"。

小可爱："**颈**"就是脖子吧？

颜帅：对，颈部的充分保暖不仅仅是防止颈椎病的关键，也是防感冒发生的关键。颈为督脉之上段，为诸阳之会，颈部受寒，阳气被郁遏，机体屏障受损，邪气乘虚而入，自然感冒就发生了。所以很多感冒最早出现的症状就是脖子酸痛，伴有怕冷。所以建议体质弱的人或长期坐办公室吹空调的人重点保护颈部，可以穿高领的衣服，常戴围巾，那样即能保暖还能装饰，两全其美。

小可爱："**腰**"就是人体中间的腰部吧？

颜帅：腰为肾之府，又包含督脉的下段，因此保暖同样重要，尤其是老年人，肾气渐虚，防寒无力，更要注意保护。因此不要穿短装，衣服要穿暖，必要时用腰围，不要长时间坐在电脑旁，要适当活动，不要把空调温度开得太低（宜高过 26 摄氏度），更不要让冷气对着后背吹，以防腰部受寒，不仅容易感冒，久而久之，还容易出现腰椎病，如腰椎骨质增生、腰椎间盘脱出症等。

兜兜：我听说过"寒从**脚**底生"。

颜帅：没错，我们的双脚最接近大地母亲。如果人体阳气不足，最容易表现出来的就是双脚冰凉，晚上睡不暖，此时若不着鞋袜，踩在冰凉的地上，很容易寒从脚入，着凉感冒，久而久之，甚至寒入关节，酿生关节炎。因此，平时必须注意双脚的保暖，鞋袜得舒适暖和透气，晚上养成泡脚的好习惯，睡时要盖好被子，不要把脚晾在外面，以防深夜受寒。

兜兜：这上中下都照顾到了，感冒就没有可乘之机了！万一感冒了，是不是喝点板蓝根、大青叶的，就万无一失了？

颜帅：**扶正才能"防毒"**。药物防感冒存在一个很大的误区，那就是中药抗病毒。要知道自然界病毒种类多达数百种，若想用某种中药例如板蓝根、大青叶等对抗某种病毒其实是缘木求鱼。《黄帝内经》里说"正气存内，邪不可干"，可见自然界邪气处处可见，发病与否关键在于正气是否强盛，是否能御敌于外！市面上所谓抗病毒中成药是典型的现代中药的西化运用，丢弃了中医理论灵魂的药物疗效并不可靠。中医可以防治感冒，但一定是从扶正气、温阳气的角度去御敌于外，这也就是西医的提高免疫力。因此，经典著作《伤寒论》中的四逆汤、理中汤等从人的先天（肾）、后天（脾胃）两本进行补益，能够真正获效。当然了，这最好是在医生指导下根据不同的体质状态处方而行。

　　小可爱、兜兜：明白了！谢谢颜帅！

　　颜帅：好啦，休息一下，明天教你们几个"绝招"来治感冒！

　　小可爱、兜兜：太好了！好期待哦！

颜帅温馨提示 ——防寒"三要害" >>>

　　● 颈　体质弱的人或长期坐办公室吹空调的人重点保护颈部，可以穿高领的衣服，常戴围巾，那样即能保暖还能装饰，两全其美。

　　● 腰　不要穿短装。衣服要穿暖，必要时用腰围。不要长时间坐在电脑旁，要适当活动，不要把空调温度开得太低（宜高过26度），更不要让冷气对着后背吹，以防腰部受寒。

　　● 脚　平时必须注意双脚的保暖，鞋袜得舒适暖和透气，晚上养成泡脚的好习惯，睡时要盖好被子，不要把脚晾在外面，以防深夜受寒。

颜 帅 引 言

　　气温骤降，感冒威胁你我他。除了"防寒三宝"，颜帅特地送上家庭治感冒系列小绝招，招招鲜辣，款款情深，操作便利，疗效显著，谁看谁沾光！

 帅教你几个家庭治感冒的小妙招！

　　颜帅：小可爱、小兜兜，早上好啊！

　　小可爱、兜兜：颜帅，早上好！听说您这儿有好多治感冒的"妙招"，赶紧告诉我们吧！

　　颜帅：呵呵，好，那就教你们几招靠谱的，不过前提先申明，所谓"绝招"只适宜于早期轻浅的感冒，一旦情况较重或已拖数日就必须尽快去求医了。

　　小可爱：嗯，知道啦。

　　颜帅：我要说的第一个，就是**红糖姜葱茶**。用红糖、生姜、葱白适量煮水，大碗热饮，以饮后全身微微汗出为佳。这个在刚刚受凉，出现打喷嚏、流清涕时使用效果最好。

　　兜兜：都是食材，应该很安全。

　　颜帅：是的，这第二个好介绍，也是全食材，而且经过"经典有爱"群友多次验证有效的……

　　小可爱：我知道！我知道！神奇的**"五虎汤"**！

　　颜帅：对啦。那你一定记得五虎汤的组成啰？

小可爱："五虎"指：新鲜生姜 45g（平时家里炒菜用的那种，可不去皮），葱白 1~2 根（东北大葱，即京葱，取白色部分，去须，每根切成 4 段，最后 15 分钟下），大枣 45g（红枣，掰开不用去核），核桃 6 个（个小的用 10~12 个，打碎带壳入药），黑豆 30g（黑皮黄心的为佳），加或不加红糖适量以调味，也是煲水后热服，微汗出为佳。哈哈，我都倒背如流呢！

兜兜：还有很多情况的加减法，我还记得小希妈、豆子妈和蔡叔叔他们编的歌谣呢。

加加减减五虎汤，
不用辛苦求医忙。
发烧咽痛加乌梅，
感冒无汗重葱姜。
如有咳嗽加杏厚，　（苦杏仁、厚朴）
小儿虚寒附甘姜。　（熟附子、炙甘草、干姜）
风寒有湿藿佩砂，　（藿香、佩兰、砂仁）
热被湿困添薄芒。　（薄荷、芒果核）
脾胃虚弱合理中，　（生晒参、白术、干姜、炙甘草）
附子麦芽来帮忙。　（熟附子、炒麦芽）
出疹蝉蜕与防风，
葛桂芎芍颈痛郎。　（桂枝、赤芍、川芎、葛根）
加减若问多少量，
资讯细看记心上。
巧用加减五虎汤，
全家身体保安康。

颜帅：你们俩真棒！我再介绍这第三个妙招，就是**细辛泡脚**：每次用细辛 50g 煎水 1 小时，取药液然后加开水调至约 40℃泡脚，最好用恒温的足浴盆，每次泡 20 分钟，以后颈部微微汗出为度。

小可爱：如果是要微微出汗，那艾灸也有用咯？

颜帅：是的，这就是我要说的第四个妙招：**艾灸穴位**。使用艾条最好是雷火灸施灸以下穴位：神阙（肚脐）、足三里、风池、合谷、大椎等，具体位置网上可查询到，每次灸 20 分钟，可以起到扶助阳气，透邪外出等功效，注意不要烫伤。

兜兜：好啊，这四个靠谱的妙招，一定可以把感冒赶走了！

颜帅：以上方法均有确切理论依据，疗效比较靠谱，但一定得早，一旦病邪入里，往往难以再获效，应该早日就诊，以免耽误病情。

小可爱、兜兜：谢谢颜帅，明白了输液的危害，知道了感冒可预防，再掌握这几个小妙招，学以致用的话，一定可以保持良好的体质，慢慢远离感冒了！

颜帅温馨提示 ——预防感冒小妙招 >>>

● **红糖姜葱茶** 用红糖、生姜、葱白适量煮水，大碗热饮，以饮后全身微微汗出为佳。该茶在刚刚受凉，出现打喷嚏、流清涕时使用效果最好。

● **五虎汤** 新鲜生姜 45g（平时家里炒菜用的那种，可不去皮），葱白 1~2 根（东北大葱，即京葱，取白色部分，去须，每根切成 4 段，最后 15 分钟下），大枣 45g（红枣，掰开不用去核），核桃 6 个（个小的用 10~12 个，打碎带壳入药），黑豆 30g（黑皮黄心的为佳），加或不加红糖适量以调味，也是煲水后热服，微汗出为佳。

● **细辛泡脚方**　每次用细辛50g煎水1小时，取药液然后加开水调至约40℃泡脚，最好用恒温的足浴盆，每次泡20分钟，以后颈部微微汗出为度。

● **穴位艾灸**　使用艾条最好是雷火灸施灸以下穴位：神阙（肚脐）、足三里、风池、合谷、大椎等，具体位置网上可查询到，每次灸20分钟，可以起到扶助阳气，透邪外出等功效，注意不要烫伤。

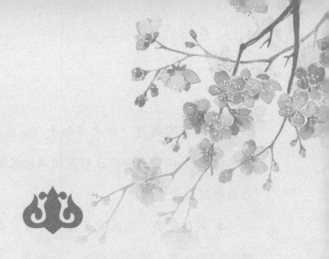

水　果

- 什么？！探病时最好不要送水果？

- 让我告诉你，你为什么越减越肥？！

- 水果应该怎么吃才最养生？

- 为什么吃了那么多水果，你却更加营养不良？

- 为什么有些人吃了水果会胃痛、抽筋？

- 到底哪种体质不适合吃水果？

- 什么，香蕉会导致便秘？！子宫肌瘤可能是吃出来的？！

- 会养生的中医为什么总让你少吃寒凉的东西？

- 分不清食物的寒热温凉？赶紧来收藏这个表！

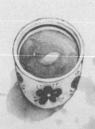

颜帅引言

　　当今社会疾病早发、多发，癌症高发的诱因当中，乱吃水果可以说是关键之一！这是我们梳理的关于"水果"最全面的养生资讯，连续8集，信者受益，有缘者得之。

　　关于水果，我们的常规思维中有着太多太深的误区。可以负责任地说，我们当下很多的疾病都和滥吃水果是密不可分的！所以这一周，让我们从"探病该不该送水果"说起，一起来学习关于合理吃水果的种种养生知识吧！

什么?! 探病时最好不要送水果?

　　颜帅：小可爱、小兜兜，早上好！这一大早的，你们站在人家水果店门口干嘛？

　　小可爱、兜兜：颜帅，早上好！听说豆子妈住院了，我们想去看看她。谁知道来早了，医院门口这么多水果店，都还没开门呢！

　　颜帅：呃，为啥要买水果给她？

　　小可爱：姥姥姥爷经常在家看养生节目，那里面很多专家都建议多吃水果。有人还编成口号："一天几个水果，医生找不到我。"

　　兜兜：所以，我们打算买点哈密瓜、香蕉、苹果和橙子什么的，含有多种维生素啊，她本来就爱吃水果，看到这些一定开心。

　　颜帅：如果我说，水果要少吃，尤其是住院的病人，你们会怎么想呢？

　　小可爱、兜兜：啊?！为什么？这太不可思议了吧？可是，可是，可是，某医学权威还在网络上宣称空腹吃水果是治疗癌症的绝招啊！

颜帅：趁现在时间还早，我就给你俩讲讲这水果的问题吧，这是我们这一周要探讨的主题。

小可爱、兜兜：太好啦！

颜帅：现在市面上的各种水果啊，的确品种非常丰富，极其诱人。但西医关注的是它的成分，比如所谓"富含维生素"，但中医关注的是它的属性。而很多水果属性都是偏寒凉的，久食、过量吃会伤脾阳的。而现代人，因为爱吃冷饮、过度压力和劳累、抗生素滥用、常吹空调等诸多因素，体质普遍偏寒。这种体质，对于偏寒凉的水果尤其要慎重的，不能多吃。如今的人们大多心浮气躁，脾土薄不伏火，虚火上炎，非常怕热贪凉，或容易反复口腔溃疡，于是总喜欢吃寒凉的水果，以为能够清热泻火。其实虽然当时口里舒服，但代价是耗了自己的脾阳肾阳，时间久后最终会导致脾肾阳虚，女的可能会长斑发疹、月经不调、宫寒不孕、甚至患子宫肌瘤。男的可能会患鼻炎、胃痛、腰痛、体倦、易感冒、便溏、畏冷、下肢静脉曲张等。其实几乎所有的疾病都和我们的脾胃功能有直接或间接的关系。寒凉的水果天天吃，伤了脾胃和阳气，服用再多的药物也是枉然。生病住院的人，更是大多脾胃虚弱，很多人生病后的第一个反应就是"没胃口"，这就是身体的一个信号，脾胃需要休息了。如果不注意日常饮食中护养脾胃，就像我们往漏水的桶里添水一样，添多少也一样漏光。这也是为什么我们总是强调疾病"三分靠治，七分靠养"的原因。

兜兜：哦，原来是这样。

颜帅：前段时间我门诊有一位重度鼻炎患者，女性。语有回响，几近香臭不闻。脉沉，略弦，重按弱，脾胃寒湿之脉。一问大便，果真平日皆溏。问她是不是喜欢吃水果，果然大爱西瓜、梨、甘蔗等，不论时令。

小可爱：水果吃多了？

颜帅：是的，我总结平常所诊鼻炎者，十有八九喜食寒凉水果。前几天还有一位病人 H 姐，很典型的脾胃虚寒。她最佩服我的是看出了她体内有瘀血。她告诉我，她早年是裁缝，被一匹布重重砸在背上，她知道自己肯定有内伤瘀血。正是因为脾胃虚寒，她的瘀血才这么多年一直没化掉。H姐服药后说话语声响亮，神采飞扬，面色白皙，不再像原来那般暗黄。我笑问你还记得自己刚来时的样子吗？H姐说记得，现在身子已经强多了。上午过来前，帮经理去超市买东西，好大的一件货，她搬着就走了，居然还没喘气、没出汗、没腰疼。放在以前，稍重一点的东西碰不动的，一走动就虚汗淋漓，腰酸背疼。近些天还明显感觉食欲和睡眠好了不少。而且我发现她小腿上原本鼓胀暴显的青筋也已经消隐下去了。临行前，H姐递过来了一大袋芒果给我。我说谢谢您啊，我不怎么吃水果的，你拿回去吧，不过您也得少吃。我说你脾胃弱成那样了，还这么吃，我不给你治了。虽然解释过几次了，H姐还是有点不太理解，她无奈地嘟哝，都说要多吃水果多喝水，能美容，怎么就你说要少吃水果别多喝水呢。我笑了笑，跟她说，您就按我说的做好了。

兜兜：确实是，我一下子都觉得颠覆我的世界观了。

小可爱：兜兜哥哥，你好夸张，都上升到世界观了啊！

颜帅：可不是嘛，那些所谓的主流观念早已先入为主。年轻人尚难醒悟，何况年纪大的人。你们就先听话不要买水果了，好吗？

小可爱、兜兜：好的，谢谢颜帅！您先忙！再见！

颜帅贴心提示

● 我们关于水果的认识误区，说起来很深、很久远。每次提到这个观点时都会有人拿这话堵我"不是说水果富含维生素，有益身心健康吗？"我想说的是，那你考虑过"脾胃"的感受吗？

世人皆爱美，减肥正热门。减肥没有错，疾病的发生和我们的腹围呈正相关。但如果完全用水果来替代正常的饮食结构，以为脂肪摄入少了，身材就能日见苗条。却不知大量水果，尤其是寒性水果的摄入会伤及脾胃，导致脾胃虚寒，垃圾运化无力，积蓄体内，带来越减越肥的恶果！

 我告诉你，你为什么越减越肥？！

颜帅：小可爱、小兜兜，早上好！

小可爱、兜兜：颜帅，早上好！还真要谢谢您提醒，我们问了豆子妈，她现在真的不吃水果呢。

颜帅：哈哈，在经典科住了几天，她果然学乖了，赞一个！

兜兜：那您是咋给她"洗脑"的呢？

颜帅：呵呵，用事实说话啊。豆子妈就是喜欢追随潮流，认为水果可以养颜补水，所以大量吃水果，结果呢？皮肤反倒出油多了，面上长痘痘，毛孔粗大，还长斑，她也觉得纳闷。住院这几天她按照我嘱咐的少吃水果，同时用中药健脾祛湿，疏通上下表里，面色很快红润起来，痘痘少了，斑也淡了。

兜兜：嗯，我发现了，她面色确实好很多呢。而且感觉比之前苗条一些。

小可爱：你观察还挺仔细的嘛！那你看我有没有比以前苗条一

些呢？

兜兜：干嘛要瘦啊，嘿嘿，我就喜欢你婴儿肥的样子！

颜帅：嗯，正常的婴儿肥是很可爱的，这不同于我们常说的肥胖。肥胖常常是因为脾胃虚弱引起的。脾胃虚弱了，无力运化多余的水分和脂肪，它们就变成垃圾堆积。同时，体内寒重，大脑才会提示身体积累大量脂肪去"保暖"。所以，想减肥，健脾胃是根本，脾胃运化能力增强，阳气自然充足，身体也会变得温暖。有些人，脾胃很弱了，口中泛清水冒酸气了，都不知道戒掉水果。很多女性为减肥，把水果当饭吃，这自然会事与愿违，越吃水果，脾胃越弱，越减越肥。能成功瘦身的，多则痛经甚至闭经，还有的因此导致不孕。

兜兜：我觉得水果也不是一无是处啊，我爷爷经常便秘，他的秘诀就是吃香蕉来通便，每次我回爷爷奶奶家，家里都是常备香蕉的。

颜帅：便秘也要分情况，昨天有位病人，便秘，三四天才一次，还不容易排出大便。我们都知道，"若要长生，肠中常清。若要不死，肠中无滓"。这位女性平常试过香蕉通便，可是越来越严重。

小可爱：可是水果香蕉里含有很多粗纤维，不是正好帮助排便吗？

颜帅：红薯含有更多的粗纤维呢，但有的人吃了立即感觉腹痛、胀气。《本草纲目拾遗》中说，腹胀中满的人吃了番薯会气机壅滞，会胀气。清代医家王孟英也说其性大补，虚不受补，或有食积胀气的人使用时需谨慎。由此可见，大多数人的便秘便溏，不是食物纤维的问题，而是自己肠胃推动力不足。香蕉乃大寒之物，阳气足的偶尔吃可以通便，热性便秘吃也可以通便。但体虚少阳的人吃了，寒主收引，排便更没动力。我问她你平时是不是很乏力、怕冷、月经也少，色黑结块啊。她有点惊讶地望着我：是的啊。她这明显是寒性便秘。我给她开了些温里散寒通肠的药，并郑重告诉她，别再吃香蕉了，也最好别吃水果。

兜兜：我明白了。爷爷是因为目前阳气尚可，所以偶尔吃香蕉可以起到通便的效果，如果跟这位女士一样体虚少阳，用香蕉这些寒凉的水果通便反而更加重症状了。

颜帅：没错！

小可爱：那水果就真的一点儿不能吃了吗？金秋是硕果累累的季节，看到路边的"某果园""某果缤纷"啊，店里的水果都好诱人，忍不住流口水啊。

颜帅：呵呵，这个问题嘛，明天答复你们。

小可爱、兜兜：好啊，您先忙，明天见！

颜帅贴心提示

● "越减越肥，越肥越减"的怪圈之所以存在，根本还是在于大家只见其标，不明其理。不顾"脾胃"的正常生理，而只在"膘"上做文章。

　　水果作为大自然馈赠于我们人类的宝贵礼物，不是不能吃，而是应该合理地吃。只有结合自身的体质，了解各种水果的寒热属性，选择安全靠谱的当令水果，适量食用，才是最好的水果养生！

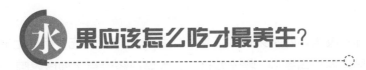

水 果应该怎么吃才最养生？

　　颜帅：小可爱、小兜兜，早上好！

　　小可爱、兜兜：颜帅，早上好！

　　颜帅：今天咱讲讲水果怎么吃最合理吧？

　　小可爱、兜兜：太好了！

　　颜帅：其实提倡多吃水果，最初是西方观点。西方人体质偏热。他们的食物又以各种肉类、奶制品为主，蔬菜很少，所以胃热血热是他们的主要证型。在清代的时候，我们就有出口清肠胃积热的大黄去英国。他们的观念是多吃水果可减少肥胖问题，使身体更健康。

　　小可爱：您是说我们东方人和西方人体质不同，所以不能照搬？

　　颜帅：聪明！很多养生观念，我们是不能不顾自身体质完全照搬过来的。一位女生，还是营养学的研究生，月经有点不正常，体质偏寒。我在告诉她一些灸法之后，提醒她少吃水果。她一脸的惊讶：不是都说水果美容通便，维生素丰富嘛？我解释了一番，她看上去还是难以接受，礼貌性地点点头，顾左右而言他。我知道，我们的观点与她平常所学，与教授们专家们的说法相悖。也难为她了……

兜兜：嘿嘿，估计大多数人都是这种反应……

颜帅：平时胃口好，消化能力强，多食怕热的人适当吃点水果是很好，可以稍制脾胃的亢盛，减少内热。酒肉偏多的人，体质热的人，或者得热病的病人是可以适当吃点水果的。但也不是吃得越多越好，生冷吃多了，什么体质的人都会伤脾胃的。古人很注重这一点，空腹不吃水果，体弱者不吃水果，小孩老人也不敢给太多的水果吃。现在是没有这些观念了。对于虚寒而又特别嘴馋的病人，我只能让一步：实在想吃点水果，就少量的用开水泡一下或煮一下，可以稍制其寒凉。

小可爱：现在科技发达了，很多水果都是反季节的，是不是吃了也不太好啊？

颜帅：没错，吃水果还要注意地域和季节性。首先，市面上的水果，大都不是当地与当季的。物流发达了，水果已经没有了地域界限。而"一方水土养一方人"，某地的水果，是与当地的气候与环境相对应的，比较适宜当地人的体质。吃异地水果，稍不注意很容易伤身体。比如海南产火龙果，因为海南热啊，吃大寒的火龙果就很爽，但若湖南人吃火龙果，就可能会胃寒。同样，水果是讲究时令的。夏天炎热，大自然就赐予我们西瓜来消暑；秋天气燥，大自然赐给我们柿子和雪梨来润燥；可是目前市面上的很多水果都不是当令的，西瓜一年四季都在卖，雪梨一年四季都在卖……

兜兜：前段时间网上疯传的一个视频，说柑橘都打了药让它更甜，这吃了能健康吗？

颜帅：是啊，正因为现在的水果大都不是当时令的，在保存这些水果的过程中，人为地使用了催熟剂等，毒害不少。而且为了让水果外表看起来漂亮，水果商们常会使用激素。少吃这样的水果可以减少对身体的额外伤害。

小可爱、兜兜：明白了，除了水果本身的性质外，还有很多外在因素导致现在的水果吃起来不安全，所以，想吃的时候，一定要慎重。谢谢颜帅提醒！

颜帅：好啦，我去查房了，豆子妈也憋了好几天的问题等着问我呢。

小可爱、兜兜：那颜帅您先忙！

颜帅贴心提示

● 水果的确是大自然馈赠给我们的宝贵财富。但也必须要"吃得其法"，否则那就不是礼物，而是伤害身体的"毒物"了。

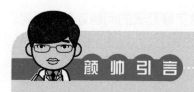

颜 帅 引 言

　　自我感觉营养不良，然后拼命吃各种水果，认为水果富含维生素，有益于补充身体营养，这是很多人都曾经或正在陷入的误区。水果的价值虽然和它的成分有关，但一切食物的消化吸收都离不开脾胃正常运化的前提。很多水果其性偏寒，过多摄入，只会伤及脾胃的阳气，"后天之本"受损，营养摄入障碍，当然只会加重营养不良，有害无益！

为什么吃了那么多水果，你却更加营养不良？

　　颜帅：小可爱、小兜兜，早上好！

　　小可爱、兜兜：颜帅，早上好！昨天查房被豆子妈妈问了十万个为什么吧？

　　颜帅：呵呵，我去的时候，豆子妈正在跟病友们科普水果不能多吃呢！

　　兜兜：咦？她怎么和我们这么心有灵犀啊！

　　颜帅：不是心有灵犀，是病区里一个小朋友的妈妈正在给孩子喂奇异果，被她看到了。

　　小可爱：吃一个应该问题不大吧？

　　颜帅：对一个成年人来说，一个奇异果不多，但对于一个三岁的小朋友来说，一个奇异果相当于成人一口气吃五六个，那就太多了。

兜兜：水果酸酸甜甜又有很多汁，很多小朋友都很喜欢吃啊！

颜帅：对，不但很喜欢吃水果，还只喜欢吃水果，除了水果，饭也不喜欢吃，菜也不喜欢吃。

小可爱：什么都不吃，再不让他吃水果，那不就没有营养了吗？

颜帅：很多家长就是有这样的想法，所以纵容孩子吃水果，想着补充维生素。却不知道，水果大多是生冷寒凉的食物，它进入人体首先要消耗脾胃的能量去加热它，才能被人体吸收，这进一步损伤了脾胃的元气。脾胃是健康之本，只有护养好脾胃，才能吸收食物中的维生素和各种微量元素。这也是为什么很多孩子和老人无论怎么补充维生素和钙，依然缺乏"营养"的重要原因。

兜兜：营养不良不是应该多吃多补吗？

颜帅：现在我们不是营养不足，而是营养过剩。因为摄入过多过杂，脾胃无法承受，最后就罢工了。如果给身体足够的休息时间，再辅助以护养调理脾胃的药物，那么脾胃功能自然可以恢复正常。但是很多父母看到孩子不肯吃饭，就很着急，宁愿让孩子看电视吃饭，追着喂饭，不行就用零食、水果、补品去补充，一定要塞到他们认为够了才行。这其实不是爱孩子，而是害孩子。老人家大病初愈脾胃虚弱，后辈也恨不得能把阿胶、鹿茸等补品全部塞给老人，各种水果管饱，搞得老人咳喘多痰，大便无力，稀溏不成型，手酸腰痛脚软……所以说，"为父母者，不知医是为不慈。为子女者，不知医是为不孝"。

小可爱：嘿嘿，有一种饿，叫妈妈觉得我饿。

兜兜（跟小可爱击掌）：有一种营养不良，叫妈妈觉得我营养不良。

兜兜：难怪上次豆子爸爸给咳嗽的小豆子吃了奇异果，豆子妈那么生气。

小可爱：但很多人都说自己吃了水果都没事，对少吃水果的建议不以为然啊？

颜帅：这个问题我们明天再说，现在我要去看看那个吃了奇异果后拉肚子的小朋友了……

小可爱、兜兜：**好的，那我们明天再跟您请教。**

颜帅贴心提示

● 水果的寒性有的源于其本身的属性，有的则是储存、加工过程中导致的，还有的就是吃法了。一味地贪靓贪凉，都可能导致脾胃阳气受损，带来体质的逐渐变化，酝酿病根。

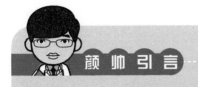

颜帅引言

　　水果好吃，但不是每个人都适合；水果味美，但也绝不能贪靓贪多。明白自己的体质，选择适合自己的水果，适量品尝，才是吃水果的"养生秘籍"。

什么有些人吃了水果会胃痛、抽筋？到底哪种体质不适合吃水果？

　　颜帅：小可爱、小兜兜，早上好！

　　小可爱、兜兜：颜帅，早上好！今天可以跟我们讲讲，对于那些吃了水果没事的人是不是可以多吃水果了？

　　颜帅：呵呵，还惦记着呢？其实，对很多人来说，不是吃水果没事，而是他们没有把身体的问题和饮食不节联系起来。

　　小可爱：我知道，饮食不节，就是饮食不知道节制。

　　颜帅：是的，过量吃水果，就是一种不知节制的行为。一边说自己吃水果没事，一边出现子宫肌瘤的、痛经的、便秘或便溏、口腔溃疡、怕冷畏寒的……身体的这些不正常状况持续，还叫"没事"吗？

　　小可爱、兜兜：那到底哪些人不合适吃水果呢？

　　颜帅：首先是感冒咳嗽反复的人群，不合适吃水果。一个五岁的小姑娘反复咳嗽三四个月，经久不愈，以前吃过止咳的药水，没治好。于是中医给她开了常见的咳七味：麻黄、杏仁、炙甘草、枳壳、桔梗、木香、凤凰衣。没有止咳，而是给她通宣肺气，同时交代她一定要戒掉生冷水果。

一付药喝三天，第一天喝完，咳就好了。

兜兜：神奇的中医！不是慢郎中啊！

颜帅：可是一周后，小女孩咳嗽又复发了。

小可爱：剧情跌宕起伏啊，中药咋又不起效了呢？

颜帅：原来啊，她虽然在家里没有吃水果，但在幼儿园，老师经常要发水果，不是苹果就是梨。昨天跟你们讲过，小孩子就这么大一点，她吃一个苹果或梨子，相当于大人吃多少个？

兜兜、小可爱：差不多五、六个！

颜帅：对！一下子吃这么多，能不生病吗？不把水果戒清，她还会反复发作。小孩子就是那股嫩阳，受不得生冷。家长经历过这一次后，才吸取教训，跟学校老师沟通，孩子咳嗽就没反复了。《黄帝内经》说，形寒饮冷则伤肺。而张仲景在治疗所有外感病里面，第一忌的就是生冷，生冷包括水果、冰冻饮料、凉拌菜、凉茶等。因为这些东西会让上焦的心肺阳气不能很好地宣发，导致抵抗力降低，邪气排不出去。肺的邪气排不出去，咳嗽就会反复不愈。

小可爱：明白了，感冒咳嗽反复的，尤其是小朋友，一定要戒掉水果。

颜帅：不适合吃水果的，还有痤疮变黑的人群。得痤疮的病人，基本上都有吃水果的习惯。痤疮本来就是肌肤的一堆垃圾，要靠气血推动把它排出来，越吃寒凉的水果，痤疮会变得越黑越硬越难消。张仲景在《金匮要略》的最后一篇中提到果实禁忌的。其中第一句就是，果子生食生疮。医圣当时写书，用的是竹简，他为什么要费大量的笔墨来描述这些饮食禁忌呢？因为他知道，治病是医生的事，但防病保健却是病人的事。如果不把这些生冷瓜果戒掉，这些痤疮还有其他疮都容易长。

兜兜：为什么果子生吃就会生疮呢？

颜帅：这道理很简单。人体的郁热要通过汗孔泻出去，但前提是人体阳气要足。如果阳气不足，想透发出去，又透发不了，瘀在局部，就是各种疮或者包块。我们医生用药就是顺势而为把它透出去。但病人吃水果生冷之物，却是逆其性在做悖功，把阳气一伤，推动不出去，就把痤疮留下来了。

兜兜：我姥姥比较少吃水果，她说一吃就会不舒服。

颜帅：没错，很多老年人会自动避开吃水果，不是为了省钱，而是吃了会不舒服。因为老年人阳气本来就少，不足以把水果消化，但有些中老年人他却不知道这个道理。

兜兜：明白了，那估计他们阳气还暂时顶得住。但多吃肯定会有不好反应的。

颜帅：还有，胃痛发作的人，是不适合吃水果的。有些人反复出现胃痛，都是吃生冷诱发的，只要把水果戒清了，胃痛就会很少发作。张仲景在《金匮要略》上说，梨不可多食，令人寒中。这是苦口婆心地交代医嘱，因为仲圣他在临床上也见过很多吃错东西而导致疾病复发的。在这一篇里面，交代了很多饮食禁忌，都值得医生和病人去研究学习。

小可爱：就算不痛了，也不能再猛吃，要不，还会发作的。

颜帅：还有一种是心背痛的情况。老年人阳气不够，消受不了生冷之物，有不少心脏病的爆发，回想一下，都跟吃生冷分不开，这是为什么呢？

兜兜：这是为什么呢？

小可爱：哈哈，你是复读机啊！

颜帅：张仲景在《金匮要略》上说，这些生冷瓜果，多食令人百脉弱。人体什么主血脉呢？《黄帝内经》上说，心主血脉。百脉为什么会弱，因为生冷瓜果伤了心之阳气，心之阳气一伤，推动不了，脉就弱下去了，就好像以水浇火，其火必消。我们看古代的本草，它对苹果的记载，往往会提到，久服束百脉，细百脉。这是很经典的说法。我们看那些常吃水果的人，去把他的脉，很多都是细而弱的。《发现中药》的钟老师说，大家不妨去吃一年苹果，然后再去把脉，你将会发现，怎么脉弱了那么多。原来就是这些生冷之物，把血脉收缩起来，就像动物活在寒冷的冬天一样走不动了。身体的气血就是这样，只有温暖的环境它才能够流畅，寒冷的环境就把它们束缚住了，流量变小，细涩不通，百病因之而生。

兜兜：这个比喻很传神呢，非常容易理解。

颜帅：再讲一种，就是反复抽筋的人群。有个老爷子，因为多吃了樱桃，晚上多次的抽筋，让他睡眠难安，安眠药、钙片都不管用。给他开了淫羊藿、小伸筋草。老爷子吃完药后，腿不抽了，睡眠也好了。

小可爱：为什么吃多樱桃会抽筋呢？

颜帅：很简单，吃多了水果，伤了阳气，就是伤筋骨的罪魁祸首。我们通过小伸筋草把寒湿生冷之气一除，筋脉一疏通，再通过淫羊藿，把阳气扶起来，就真正把抽筋解除了。《黄帝内经》上说，阳气者，精则养神，柔则养筋。我们的筋骨就像树枝一样，它要温暖，要有阳气，才会很柔软。如果在下雪的冬天，树枝就被冻得硬邦邦的，没有柔缓之象，一拗就断，这就是缺乏一股阳气。而老年人抽筋骨质疏松的现象，就跟冬天的树枝很接近。所以，老年人抽筋需要助阳气以调柔筋骨。《黄帝内经》说，诸痉项强皆属于湿。水果容易生冷生湿，生冷的话就用淫羊藿，生湿的话就用小伸筋草。湿冷都有才抽筋，两味药一上，湿冷一除，抽筋就打住了。

小可爱：好棒啊！

兜兜：我们明白了，感冒咳嗽反复的、痤疮变黑的、胃痛发作的、心背痛的、还有反复抽筋的，都不合适吃水果，那除了这5种，别的就可以适当吃了吧？

颜帅：除了前面讲的5种啊，还有月经量少或闭经、子宫肌瘤、习惯性便秘、提前绝经、腹泻等，都是要忌水果的。

小可爱、兜兜：哦，颜帅您累了，明天再向您请教！

颜帅贴心提示

● 水果不是绝对不能吃，而是应该分体质而食，吃对了可能对自身体质有益，吃错了则肯定错上加错。但无论何种体质，水果若吃得太多，基本上都是有害无益。

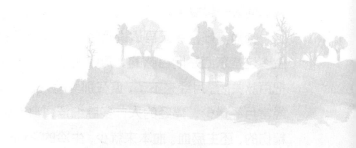

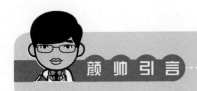

怎么合理吃水果？这实在是一门很深的学问。

么，香蕉会导致便秘?！子宫肌瘤可能是吃出来的?!

颜帅：小可爱、小兜兜，早上好！

小可爱、兜兜：颜帅，早上好！

颜帅：提问一下，昨天说了哪几种人不适合吃水果呢？

小可爱：我知道！我知道！有感冒咳嗽反复的、痤疮变黑的、胃痛发作的、心背痛的、还有……还有……

兜兜（小声提示）：反复抽筋…

小可爱：对！还有反复抽筋的。

颜帅：嗯，你们除了记住哪些不合适，还要理解为什么不合适。掌握了原理，才能举一反三啊。

小可爱、兜兜：收到！我们记着呢，今天您再讲完其他几种，晚上我们回去一起复习。

颜帅：好，今天再说说月经量少或闭经的人群。古书上说，水果、生冷这些东西是闭百脉的。月经是要把百脉开通，这水果一下去，就是把百脉关闭。月经来不了，瘀在那里面，肚子就经常发痛，久了还长包块。经常月经量少、痛经的人，多脉细涩，身上阳气不足。涩脉是主血少或精伤的，还主瘀血。血本来就少，生冷的东西一进去，立即就把它闭住了。

这脉涩闭经的，可以取一个象，就是冬天山沟里的水，结冰了，它流得非常不顺畅，而且量少。按《琵琶行》上说的，叫做"冰泉冷涩弦凝结，凝结不通声暂歇"。这身体的精水跟大自然的江流符合同样的道理。它遇到春夏的阳气，就融化流通得很顺畅，遇到秋天的冰雪，它就流通得很困难艰涩。如同脉书上说的，往来艰涩，如轻刀刮竹，病蚕食叶。甚至到最后气血彻底闭死住了，连叶子都食不动，如同大雪彻底封山一样，根本没有水流出来。这就是过食生冷引起寒凝闭经的机理。

兜兜：小可爱，别走神儿，要认真听啊，水果都不能多吃，冰淇淋就⋯

小可爱：好啦，知道了啦！

颜帅：还有一类是子宫肌瘤的。十堰当地有个妇女，几年前就查出子宫肌瘤，一直到现在，反而越长越大，害怕手术的她，去任之堂找中医调理。余浩老师说，你这瘤子就是长期吃水果吃出来的。她不解地问，怎么可能，没听说过吃水果会长瘤子的。吃水果是不会长瘤子，但长期吃水果会把阳气伤了。这子宫肌瘤，叫做积块，《黄帝内经》有"积之所生，得寒乃生"之说。没有这个寒邪，积块就成不了形。就好像水一样，它不在冰箱里面，就变不了冰块。凉冷的东西，就是阴成形的过程。身体所有有形的积块，都是一个阴成形的过程。阴阳它是一个消长平衡，你阳化气的功能减弱了，阳消阴就长。水果伤了身体的阳气，这些阴邪积块就纷纷长出来。

小可爱：哇！积块也是吃出来的啊！好可怕！

颜帅：是啊，很多妇科病，都跟这个有关，包括提前绝经。现在月经量少的妇人很多，按正常来说，《黄帝内经》认为，女子二七天癸至就来月经，直到七七天癸竭，地道不通才绝经。现代人生活水平不比以前差，营养也比以前好，为什么反而提前衰老呢？我们常见有两个原因，一个就是缺乏运动，因此血脉不通，中下焦瘀滞，第二个就是很多妇女都喜欢吃水果，而且晚上吃受伤更重。晚上是阳气最弱的时候，这时水果再进去，无异于雪上加霜。若加上平时不爱运动，这些阴寒物质根本化不开，病就找上了。

小可爱：为什么常年吃水果，月经量会由多变少，最后提前绝经呢？

颜帅：因为人体的月经得温则行，遇寒则凝。在温暖的腰腹环境下，月经就通畅；在寒凉的腰腹环境下，月经量就少，痛经，甚至闭经，提前绝经。医籍上说，水果能够弱百脉、细百脉、束百脉、闭百脉。百脉闭塞，经水就没办法来。妇女本身就属于阴性，平时缺乏运动，那股阳气不够，更不能多吃寒凉的东西。一吃进去经水一乱，一闭，什么毛病都来了。治病就像下棋一样，至少要看三步远，还得有大局观。看三步远就是，从痛经看到瘀血看到寒气，大局观就是统观病人的生活饮食习惯，如果寒气是从生冷水果吃进来的，就必须从嘴巴上下手。如果寒气是从穿裙子引来的，就得给病人提醒，什么才是健康的衣食观。

兜兜：看来，生活习惯对健康影响真的很大啊，衣食住行都会影响身体状况。

颜帅：说得对。还有之前咱们聊到的习惯性便秘，也是如此。道家认为，若要长生，肠中常清。若要不死，肠中无滓。这肠道经常留宿便，既是在增加病痛，也是在折损寿命。水果香蕉含有很多粗纤维，对治疗便秘大有好处。其实，粗纤维在蔬菜里面更多。香蕉乃大寒之物，年轻人吃吃，阳气足，表面上看可以通便，但实际上以暗伤阳气为代价。老年人吃了，搁在肚子里运化不动。这寒主收引，你的肠道被收得紧紧的，没那动力，它怎么能排便呢？这种便秘叫做寒秘，越吃水果，秘得越厉害。

兜兜、小可爱：嗯嗯，明白了。

颜帅：最后再说一种情况，就是腹泻的人不合适吃水果。这脾胃就像炉灶一样，肾就像灶下的火，周身的营养都是从这脾肾里面出来。脾胃属土，为火能生，它的本性就是怕寒凉而喜温暖。就好比灶炉经常要保持暖洋洋，而不能够用水去浇一样。如果拿水去浇灶炉，把里面的柴浇湿了，不但点不着火，整个灶炉也凉飕飕的，而且锅里面的食物也煮不熟，人体更加吸收不了。脾肾阳火不足的人再吃生冷瓜果，就相当于往自己灶炉里头浇水，把柴给淋湿了，这样怎么点火也点不起来，更加无从谈起把食物煮熟了。所以病人拉出来的大便，都是完谷不化，腹泻不止。故昔有柳公度者，善于摄生，有人问其长寿之术。他曰："我无他也，但不以气海熟生物，暖冷物，亦不以元气佐喜怒耳"。此得善养脾胃之道，所以便能长寿。这是一位高寿者的养生之道，言简意赅，意蕴无穷，说穿了就是一句话，叫大家要少食生冷之物，而我们医圣张仲景在《伤寒论》最重要一条饮食禁忌里面就提到忌生冷。为何要忌生冷呢？这其实就是在保护我们先天肾阳之根，和后天脾胃之本啊！

小可爱、兜兜：听您这么讲，我们明白了，善于治疾病者，不单要以药物的偏性来纠正疾病的偏性，更要从病人思想观念上去扭转他们的偏性。有一种误区就有一种疾病，把误区消除后，疾病也就自然瓦解冰消了。

颜帅：总结得非常好！你俩慢慢消化，我要去完成豆子妈布置的作业了！

小可爱、兜兜：啊？作业？什么作业？

颜帅贴心提示

● 多吃水果，尤其是多吃香蕉、火龙果来通便现实生活中最为常见，尤其是对于老年人，因此也危害最大。搞明白其中的道理，远离养生的误区才是对自己的最好保护。

颜帅引言

　　我一直觉得，健康当中养生比治病更重要，养生当中生活方式的调整尤为重要，生活方式中尤以吃更重要，其中经常吃寒凉的东西伤人最甚！

会 养生的中医为什么总让你少吃寒凉的东西？

　　颜帅：小可爱、小兜兜，早上好！

　　小可爱、兜兜：颜帅，早上好！昨天豆子妈到底给您布置了啥作业啊？

　　颜帅：呵呵，还记得呢！

　　小可爱：是啊，这豆子妈胆儿太大了，不但把管床医生问怕了，还敢给主任布置作业，所以我想知道是啥作业颜帅还愿意做。

　　颜帅：哈哈，没什么啦，豆子妈勤学好问，这几天也在思考吃水果的问题，她总结出中医总是让大家少吃寒凉，但对原理还有点模糊，所以，我就帮她梳理了一下咯。

　　小可爱、兜兜：哇！那我们也要学习。

　　颜帅：你们记住，想要健康，首先要保护好我们自身的阳气，而寒凉生冷食物恰恰是最常见的伤阳之品。物质条件的极大丰富让我们每个人更容易享受到品种繁多的食物和水果，却完全不知过量进食寒凉生冷之品正是诸多常见疾病最重要的源头。

兜兜：是不是您接触的很多疾病源于寒凉？

颜帅：对，临床发现确实如此。经常有人来询病，我在除了给出一定的调理建议外，多会提出一条：尽量少吃一切寒凉之物，但凡从冰箱冰柜里出来的东西不能直接食用，另外包括褒贬不一的牛奶，夏天还包括吹空调。一些女生，一听说要断绝她钟爱的冷饮，简直要她的命了。我会提出严正的忠告：如若不听，偷偷破戒，不要再来找我调理。

兜兜：小可爱，记住了哈。

小可爱：我知道呢，我最乖了。

颜帅：现代人对使用冰箱已成为习惯。一到夏天，男人以大口大口灌冰镇啤酒、冰可乐为荣，认为这是豪爽，女人则是冰红茶、冰激凌、冰水果色拉，认为这跟上时尚，连小孩子也是一盒一盒雪糕猛吃，大人还以此炫耀。但大部分人不知道，我们人身上的病很多来源于这些不良习惯。中医认为：人之所以健康是因为阳气的温煦运化正常，寒凉之物最大的危害在于损耗人的阳气，引起人体功能的弱化，人的内脏功能弱化后就容易引起气的停滞和血的瘀结。

小可爱：就像您之前比喻的，冷会凝滞，暖会通畅。

颜帅：气滞血瘀是中医常用的术语，很多人都不以为然了，其实病的根源多源于此。"流水不腐，户枢不蠹"，这八个字大家都学过，相反的意思当然就是如果水不流就容易腐败，枢柱如果不常运动容易生虫。现在为什么肿瘤、中风、癌症、女人痛经（包括宫寒引起月经不调致不孕）、男人性功能低下、过敏性疾病越来越多且越来越低龄化？都有贪寒凉之物的不良习性在里面。很多女人痛经，东治西治不见好，或吃药时好点，停药即发，问她有没有禁寒凉？她说，为什么要禁，医生从没有说过。

兜兜：听到这里真想把那医生抓来暴打一顿。

小可爱：好暴力！不过我也想这么干！嘻嘻！

兜兜：昨天就有人跟我说西方人都是这么吃，什么食物都可以加冰，也没见谁生什么病寿命短？我就把您上次讲的东西方人体质的差别讲给他们听了。

颜帅：持这种观点的人很多。其实举个很简单的例子就能说明问题：为什么桔生南方为桔，生于北方为枳？这说明环境的重要性，不同地域的人体质本来就是不同的。现在的人，本来就肥腻之物吃得多，又常不肯运动，包括脾胃在内的各脏腑功能严重过度使用而劳损低下，湿性体质非常明显。湿性黏，本来就是影响气血运行的一个主要因素，加上贪寒凉之物，真是雪上加霜，人的身体怎么能折腾得起呢？不生病才是怪事了。

兜兜：看来，一定要告别不良饮食习惯，这是维护自身健康的前提啊。

颜帅：那你们总结一下，要告别哪些不良饮食习惯呢？

小可爱：冷饮！

兜兜：海鲜！

颜帅：对，除了冷饮这种直接能感受到的低温寒冷之品，还有很多食品、饮品，虽然感觉上温度并不低，但是按照中医药属性的划分，多属于寒凉之性，如海鲜类。在海鲜类产品中，大部分是寒凉的，像螃蟹、蛤蜊等。所以，像螃蟹类的海鲜，一是不能吃太多，二是吃的时候一定要蘸着姜汁食用才行，用姜汁的温热制约它的寒凉之气。有的人一吃螃蟹，就会出现胃痛，原因就是螃蟹的寒凉之性，损伤了胃阳。

小可爱：还有水果！

颜帅：嗯，水果大多是属于凉性的，诸如西瓜、梨等。很多减肥的女孩子，常常不吃主食，而以水果、蔬菜为主要食品，日久同样会出现阳虚寒盛的诸多症状，如痛经、月经量少、月经后期甚至闭经的情况，就是因为不食谷物、肉食等主食，而大量食入水果、蔬菜的缘故。没有五谷、肉类补充阳气，人体的阳气得不到补充，且大量的水果、蔬菜又会不断损伤人体的阳气，最后发生阳虚寒盛。这种寒邪留滞于子宫内，形成"宫寒"，出现一系列月经失调的病症。因此，水果也不是吃得越多越健康，水果的食用也要有节制。空腹时不要食用，最好在饭后吃。

兜兜：那"专家"推荐的晨起一杯凉开水呢？

颜帅：这个问题问的好！有人推崇晨起一杯凉开水，称可以调节内分泌，还有润肠通便的作用，一时间大家纷纷效仿。但晨起空腹时，直接饮用凉开水，会损伤人体阳气，这种保健习惯对健康不利。正确的方法是喝温开水。

兜兜、小可爱：嗯嗯，明白了。冷饮、海鲜、水果、晨起的凉开水，都是要尽量避开的。

颜帅：我们一直强调对于身体，一定要调理和保养。"两手抓，两手都要硬"，双管齐下，才能维护我们的健康。不良的生活习惯不改变，治病如同缘木求鱼和水中捞月般只是幻影罢了。

小可爱、兜兜：谢谢颜帅，今天收获好大！

颜帅贴心提示

● 想想我们平时的做饭，都需要烧火或者发电才能煮熟，你就能明白为什么不能一味吃寒凉的食物了。至于你说的经常"上火"，最前面的章节已经告诉你真相了。

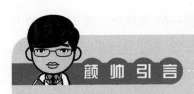

分清各种食物的寒热温凉属性，才能真正地合理食用，不碍养生，不酿新疾。这张表，绝对值得收藏！

不清食物的寒热温凉？赶紧来收藏这个表！

颜帅：小可爱、小兜兜，早上好！

小可爱、兜兜：颜帅，早上好！

颜帅：告诉你们一个好消息，豆子妈住院期间刻苦努力，不但积极向大家传播正确的养生知识，还抽空上网查阅资料，整理了食物的寒凉属性供大家参考呢！

小可爱、兜兜：哇！真不错，我们看看。

颜帅：就是下面这张表啦。

@谷类饮食

● **性平**：大米、玉米、青稞、米皮糠（米糠）、红薯、芝麻、黄豆、饭豇豆（白豆）、豌豆、扁豆、蚕豆、赤小豆、黑大豆。

● **性温**：糯米、西谷米（西米）、高粱、燕麦、谷芽（稻芽）、刀豆。

● **性凉**：粟米（小米）、小麦、大麦、荞麦、薏苡仁、绿豆。

@ 肉类饮食

● **性平**：猪肉、猪心、猪肾、猪肝、鸡蛋、鹅肉、驴肉、野猪肉、刺猬肉、鸽肉、鹌鹑肉、乌鸦肉、蛇肉、蝗虫（蚂蚱）、阿胶（驴皮胶）、牛奶、酸牛奶、人奶、甲鱼（微凉）、龟肉（微温）、干贝、泥鳅、鳗鱼、鲫鱼、青鱼、黄鱼、乌贼鱼、鱼翅、鲈鱼、银鱼、鲥鱼、鲤鱼、鲳鱼、鲑鱼、鲨鱼、橡皮鱼。

● **性温**：黄牛肉、牛肚、牛髓、狗肉、猫肉、羊肉、羊肚、羊骨、羊髓、鸡肉（微温）、乌骨鸡、麻雀、野鸡肉、鹿肉、熊掌、蛤蚧（大壁虎）、獐肉（河鹿肉）、蚕蛹、羊奶、海参、海马、海龙、虾、蚶子（毛蚶）、淡菜（水菜）、鲅鱼、带鱼、鳊鱼、鲶鱼、刀鱼、混子鱼、鲦鱼（白条鱼）、鳟鱼、鳝鱼（黄鳝）、大头鱼。

● **性凉**：水牛肉、鸭肉、兔肉、马奶、蛙肉（田鸡）、鲴鱼、鲍鱼。

● **性寒**：鸭蛋（性微寒）、马肉、水獭肉、螃蟹、海螃蟹、蛤蜊（沙蛤、海蛤、文蛤）、牡蛎肉、蜗牛、蚯蚓、田螺（大寒）、螺蛳、蚌肉、蚬肉（河蚬）、乌鱼、章鱼。

@ 果类饮食

● **性平**：李子、花红（沙果）、菠萝、葡萄、橄榄、葵花子、香榧子、南瓜子、芡实（鸡头米）、莲子、椰子汁、柏子仁、花生、白果、榛子、山楂。

● **性温**：桃子、杏子、大枣、荔枝、桂圆肉、佛手柑、柠檬（性微温）、金橘、杨梅、石榴、木瓜、槟榔、松子仁、栗子（板栗）、核桃仁、樱桃。

● **性凉**：苹果（性微凉）、梨、芦柑、橙子、草莓（性微凉）、芒果、枇杷、罗汉果、菱、莲子心、百合。

● **性寒**：柿子、柿饼、柚子、香蕉、桑椹、洋桃、无花果、猕猴桃、甘蔗、西瓜、甜瓜（香瓜）、苦瓜、荸荠。

@ 菜类饮食

● **性平**：山药、萝卜（微凉）、胡萝卜、包菜、茼蒿、大头菜、青菜、母鸡头（一种野菜）、豆豉、燕窝、豇豆、土豆、芋头、洋生姜、海蜇、黑木耳（微凉）、香菇、平菇、猴头菇、葫芦。

● **性温**：葱、大蒜、韭菜、芫荽（香菜）、雪里蕻、洋葱、香椿头、南瓜。

● **性热**：辣椒。

● **性凉**：西红柿（微凉）、旱芹、水芹菜、茄子、油菜、苤蓝、茭白、苋菜、马兰头、菊花脑、菠菜、金针菜（黄花菜）、莴苣（莴笋）、花菜、枸杞头、芦蒿、豆腐（豆腐皮、豆腐干、豆腐乳）、面筋、藕、冬瓜、地瓜、丝瓜、黄瓜、海芹菜（裙带菜）、蘑菇、金针菇。

● **性寒**：慈姑（微寒）、马齿苋、蕹菜（空心菜）、木耳菜（西洋菜）、莼菜、发菜（龙须菜）、蕺菜、竹笋（微寒）、瓠子、菜瓜、海带、紫菜、海藻、地耳、草菇、苦瓜。

@ 其他饮食

● **性平**：白糖、冰糖（微凉）、豆浆、枸杞子（微温）、灵芝、银耳（微凉）、玉米须、黄精、天麻、党参、茯苓、甘草、鸡内金、酸枣仁。

● **性温**：生姜、砂仁、花椒、紫苏、小茴香、丁香、八角、茴香、山柰、酒、醋、红茶、石碱、咖啡、菜油、麻油、花生油、豆油、红糖、饴糖（麦芽糖、糖稀）、桂花、松花粉、冬虫夏草、紫河车（胎盘）、川芎、黄芪（性微温）、太子参（微温）、人参、当归、肉苁蓉、杜仲、白术、何首乌（微温）。

● **性热**：胡椒、肉桂。

● **性凉**：绿茶、蜂蜜、蜂王浆、啤酒花、槐花（槐米）、菊花、薄荷、胖大海、白芍、沙参、西洋参、决明子。

● **性寒**：酱油、面酱、盐、金银花、苦瓜茶、苦丁茶、茅草根、芦根、白矾。

说明：

1. 性平的食物一年四季都可食用。

2. 性温的食物除夏季适当少食用外，其他季节都可食用。

3. 性凉的食物夏季可经常食用，其他季节如要食用须配合性温的食物一起吃。

4. 性寒的食物尽量少吃，如要食用必须加辣椒、花椒、生姜等性温热的食物一起吃。

小可爱、兜兜：整理得好清晰啊。

颜帅：除了这个，豆子妈还在"经典有爱"群里发起了一次关于水果的大讨论，不少群友分享了自己的亲身经历。给出了不适当吃水果造成的不良后果，而且直到这次科普后才意识到跟过量吃水果有关。

小可爱、兜兜：快给我们看看。

颜帅：喏，这就是他们的对话。

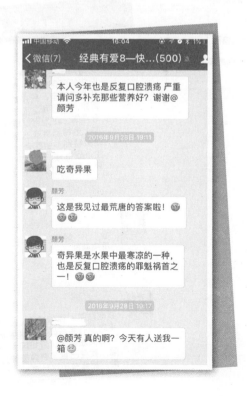

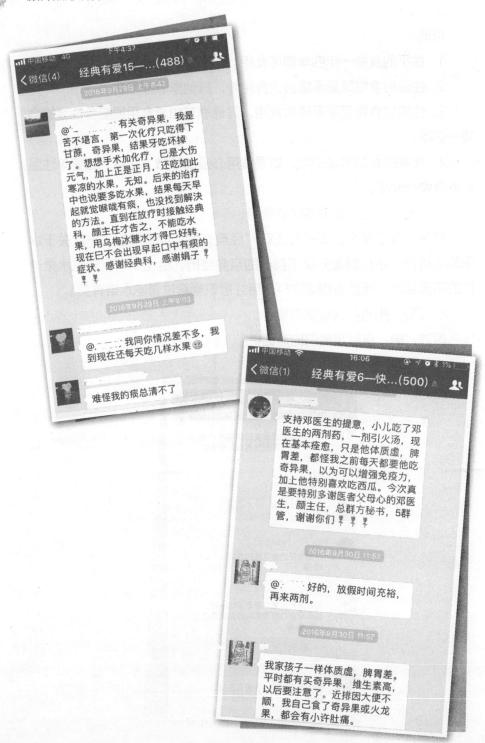

中国移动 4G　　　下午4:37

< 微信(4)　　经典有爱15一...(488)

2016年9月29日 上午8:42

@ 　　　 有关奇异果，我是苦不堪言，第一次化疗只吃得下甘蔗，奇异果，结果牙吃坏掉了。想想手术加化疗，已是大伤元气，加上正是正月，还吃如此寒凉的水果，无知。后来的治疗中也说要多吃水果，结果每天早起就觉喉咙有痰，也没找到解决的方法。直到在放疗时接触经典科，颜主任才告之，不能吃水果，用乌梅冰糖水才得已好转，现在已不会出现早起口中有痰的症状。感谢经典科，感谢娟子

2016年9月29日 上午9:03

@　　　 我同你情况差不多，我到现在还每天吃几样水果

难怪我的痰总清不了

中国移动 　　　16:06 　　 1%

< 微信(1)　　经典有爱6一快...(500)

支持邓医生的提意，小儿吃了邓医生的两剂药，一剂引火汤，现在基本痊愈，只是他体质虚，脾胃差，都怪我之前每天都要他吃奇异果，以为可以增强免疫力，加上他特别喜欢吃西瓜。今次真是要特别多谢医者父母心的邓医生，颜主任，总群方秘书，5群管，谢谢你们

2016年9月30日 11:52

@　　　 好的，放假时间充裕，再来两剂。

2016年9月30日 11:57

我家孩子一样体质虚，脾胃差。平时都有买奇异果，维生素高，以后要注意了。近排因大便不顺，我自己食了奇异果或火龙果，都会有小许肚痛。

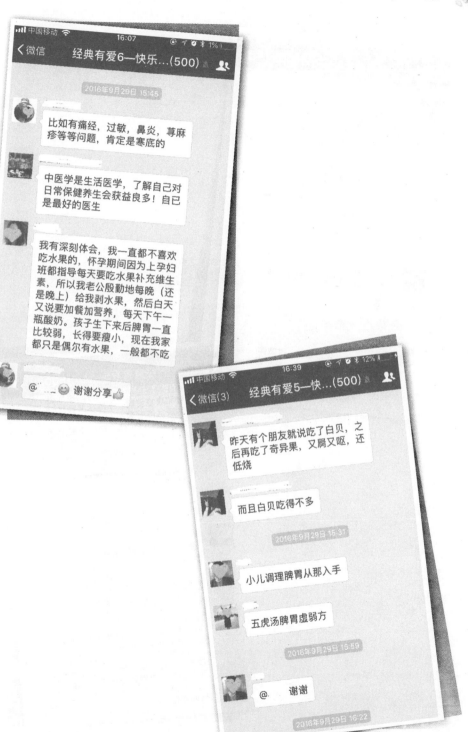

比如有痛经，过敏，鼻炎，荨麻疹等等问题，肯定是寒底的

中医学是生活医学，了解自己对日常保健养生会获益良多！自己是最好的医生

我有深刻体会，我一直都不喜欢吃水果的，怀孕期间因为上孕妇班都指导每天要吃水果补充维生素，所以我老公殷勤地每晚（还是晚上）给我剥水果，然后白天又说要加餐加营养，每天下午一瓶酸奶。孩子生下来后脾胃一直比较弱，长得要瘦小，现在我家都只是偶尔有水果，一般都不吃

@ ☺ 谢谢分享 👍

昨天有个朋友就说吃了白贝，之后再吃了奇异果，又屙又呕，还低烧

而且白贝吃得不多

2016年9月29日 15:31

小儿调理脾胃从那入手

五虎汤脾胃虚弱方

2016年9月29日 15:59

@   谢谢

2016年9月29日 16:22

163

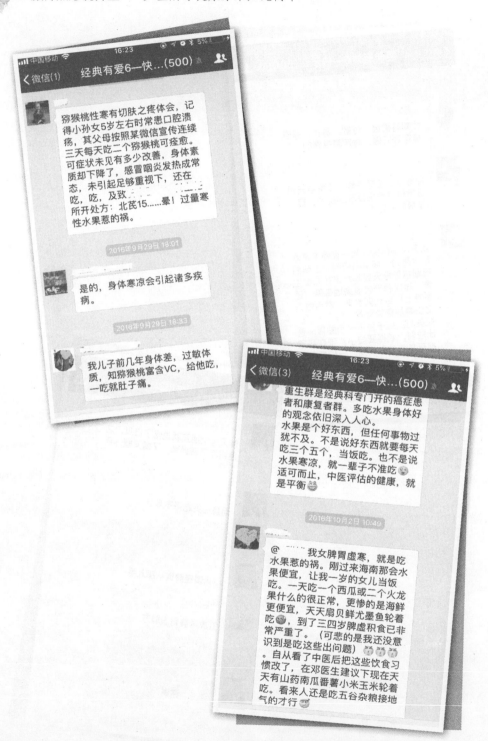

.ill 中国移动 16:23 🔋 5%

< 微信(1)　经典有爱6—快…(500)

猕猴桃性寒有切肤之疼体会，记得小孙女5岁左右时常患口腔溃疡，其父母按照某微信宣传连续三天每天吃二个猕猴桃可痊愈。可症状未见有多少改善，身体素质却下降了，感冒咽炎发热成常态，未引起足够重视下，还在吃，吃，及致……晕！过量寒性水果惹的祸。

2016年9月29日 18:01

是的，身体寒凉会引起诸多疾病。

2016年9月29日 18:33

我儿子前几年身体差，过敏体质，知猕猴桃富含VC，给他吃，一吃就肚子痛。

.ill 中国移动 16:23 🔋 5%

< 微信(3)　经典有爱6—快…(500)

重生群是经典科专门开的癌症患者和康复者群。多吃水果身体好的观念依旧深入人心。水果是个好东西，但任何事物过犹不及。不是说好东西就要每天吃三个五个，当饭吃。也不是说水果寒凉，就一辈子不准吃😊适可而止，中医评估的健康，就是平衡😁

2016年10月2日 10:49

@…… 我女脾胃虚寒，就是吃水果惹的祸。刚过来海南那会水果便宜，让我一岁的女儿当饭吃。一天吃一个西瓜或二个火龙果什么的很正常，更惨的是海鲜更便宜，天天扇贝鲜尤墨鱼轮着吃😊，到了三四岁脾虚积食已非常严重了。（可悲的是我还没意识到是吃这些出问题）🍎🍎🍎🍎。自从看了中医后把这些饮食习惯改了，在邓医生建议下现在天天有山药南瓜番薯小米玉米轮着吃。看来人还是吃五谷杂粮接地气的才行😁

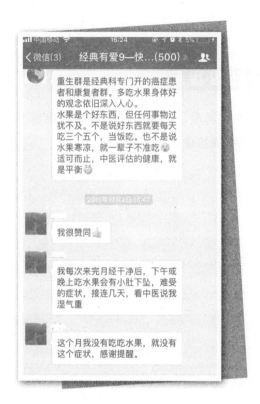

颜帅：不但如此，她还分享了邓医生给的一个案例：说近期板栗当季，板栗是个好东西，淮山药也不错。于是一个妈妈给孩子连吃了三天板栗，说还没看到明显效果，继续坚持有效果再反馈……邓医生很无语：板栗吃太多一样不消化……不制止她，下次的反馈得是孩子积食发烧了。

兜兜：嗯，就是说什么东西，都是只有相对适合的体质，适度的量，才对身体有益，不然好东西也会变成坏东西……

颜帅：对！适合的，适度的，才是好的！她还写了一句非常感性的话"生命只有一次，有的时候我们没有机会去走弯路，走过头就回不来了……"

小可爱：好赞！我开始有些崇拜她了呢……

兜兜：谢谢颜帅讲的这个专题，怎么对待水果，我们心里有数了！

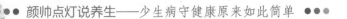

颜帅贴心提示

● 这个表非常实用，应该打印一张贴在厨房里或者冰箱上，这样就不至于寒热温凉傻傻分不清了。

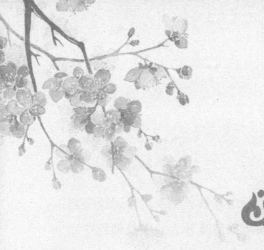

湿　气

- 秋冬天干物燥，为何你还会被湿疹纠缠？

- 教你5大绝招，身体有「湿」早知道！

- 「大湿凶」来访，祛湿防潮有何高招？

- 天天「湿气」缠身？原来是你太多的生活方式不对！

- 学会这几招，强力「祛湿」身体好！

- 赶走湿邪的最好方法，其实是「艾」！

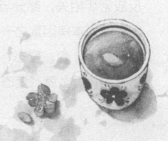

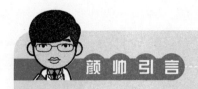

已届立冬时节，天干物燥，但门诊湿疹病人不少反多，这是为何？到底什么是湿气？反复湿疹的病根到底是什么？听颜帅给你抽丝剥茧，娓娓道来。

 冬天干物燥，为何你还会被湿疹纠缠？

颜帅：小可爱、小兜兜，早上好啊！等等，等等！你们怎么在脱豆子的裤子啊？

小可爱、兜兜：颜帅，早上好！豆子跟我们玩，老是挠屁股，说屁股上长了疹子，我们就想看看是怎么回事。

豆子：颜帅，早上好！我屁股好痒啊！都没办法愉快地玩耍了，您帮我看看吧！

颜帅：哦，这是湿疹啊。

小可爱、兜兜：湿疹？这都干得掉皮了还是"湿疹"？

颜帅：不要望文生义啊！湿疹属于比较常见的、由多种内外因素引起的表皮及真皮浅层的炎症性皮肤病。其特点为剧烈瘙痒，皮损多形性，对称分布，有渗出倾向，慢性病程，易反复发作。西医一般认为与变态反应密切相关，部分与内分泌功能紊乱、自主神经功能紊乱有关；遗传因素亦为本病因素之一。

豆子：变，变态？？颜帅，我这可是第一次出场，连淘气都还没来得及呢！怎么就"变态"了？

颜帅：这什么跟什么呀？变态反应也叫超敏反应，是指免疫系统对一些无危害性的物质如花粉、动物皮毛等过于敏感，发生免疫应答，对机体造成伤害。人们日常遇到的皮肤过敏，皮肤瘙痒、红肿，就是一种变态反应。

豆子：嗨，你就说是过敏呗！太深奥了我们不懂，传出去会影响我的光辉形象的。

兜兜：你光屁股都被我们看到了还有什么光辉形象？

颜帅：咳咳，继续说正题吧！湿疹其实并不是一般意义上的过敏。中医称为"湿疮"，是由禀赋不耐，风湿热邪客于肌肤而成，男女老幼皆可发病，以先天禀赋敏感者为多，无明显季节性。本病的急性期一般认为是"疮"，慢性期认为是"癣"。《素问·至真要大论》中就有了"诸痛痒疮，皆属于心""诸湿肿满，皆属于脾"的记载，说明古人很早就认识到了脏腑病变与皮损发病存在密切关系。《诸病源候论·疮候》记载："疮者，由肤腠虚，风湿之气，折乎血气，结聚所生……递相对，如新生茱萸子。痛痒搔抓成疮，黄汁出，浸淫生长，折裂，时瘥时剧。"。《诸病源候论·湿癣候》："湿癣者，亦有匡郭，如虫行、浸淫、赤、湿痒，搔之多汁成疮，是其风毒气浅，湿多风少，故为湿癣也。"清代《医宗金鉴·外科心法要诀》中记载浸淫疮："此证初生如疥，瘙痒无时，蔓延不止，抓津黄水，浸淫成片，由心火脾湿受风而成。"黄水疮："此证初生如粟米，而痒兼痛，破流黄水，浸淫成片，随处可生。由脾胃湿热，外受风邪，相搏而成。"

小可爱：颜帅，你说了那么多，我就听懂了一个"湿"字……

兜兜：对啊！我也没听懂……

豆子：这都立冬了，不都说秋冬天干物燥吗？最近半个月没下雨了，哪里还有湿啊？我这屁股虽然是很痒，但是干燥起皮，也不湿啊？

颜帅：**湿，分内湿、外湿。**外湿多因气候潮湿、涉水淋雨、居处潮湿所致。长夏，也就是三伏天，湿气最盛，故多湿病。对我们南方来说，还多了个回南天，所以南方人更容易体内有湿。

　　还有一个是内湿，是疾病病理变化的产物，多由嗜酒成癖或过食生冷，以致脾气失运，湿自内生。比如经常喝冰啤酒、冷饮，生冷寒凉导致脾气受伤，体内的湿气垃圾停聚太过运不出去，自然形成湿邪；还有的情况是人缺乏运动，气血流通不够、阳气升发不利，也会导致内湿很重，因为阳气可以温化湿邪。打个比方，太阳出来，地面上的水渍是不是很快晒干了？

　　小可爱：您这么说我就明白了。

　　颜帅：特别是炎热的夏天，天地间是内寒外热——地下水凉，地面热得不透气；我们人体也是内寒外热，天气炎热出汗多是正常的生理现象。但大多数现代人夏天不管是工作环境还是家庭环境，不管是白天还是黑夜，都处在空调环境中，甚至有时气温在十几度，酷热的夏天变成了严寒的冬天，人为改变了我们所处的环境，我们人体的新陈代谢自然紊乱，该出汗不出汗，长此以往，体内湿气便日积月累。

　　兜兜：难怪豆子说他这湿疹，去年、今年都是夏天发作。

　　豆子：那为什么现在天气不湿了，我这湿疹还没好呢？

　　颜帅：湿疹跟湿气关系比较大，所以有的人会季节性发作，天气潮湿就痒。但归根结底还是内部问题导致的。不然为什么即使是在潮湿的季节和环境下，也只会有部分人长湿疹呢？中医认为，湿疹有"湿热蕴肤、湿热浸淫、脾虚湿蕴、血虚风燥、血热夹湿"等多种类型，你这种属于脾虚湿蕴。小朋友脾胃虚弱，容易积食。脾胃罢工了，湿气排不出去，即使外在环境不湿了，身体里还是在继续抗议啊！这就是为什么湿疹容易找上小朋友的原因了。你说最近是不是没有听妈妈的话，偷吃零食了？

　　豆子：这您都能看出来？太神了吧！但是我天天都有坚持涂各种药膏啊！

　　颜帅：因为内部问题没有解决，所以外用药膏只能解决暂时的、轻微的问题，随着体内湿气进一步积聚，药膏就像一个疲于奔命的救火队员，这里扑灭了，那里又起来了，那里扑灭了，这里又起来了。这就是为什么湿疹总是反复发作无法断根的原因。

豆子：颜帅，你保证刚才没有偷听我们说话吗？我就是涂了屁股脸上长，涂了脸上屁股长，我妈都要抓狂了……

颜帅：不用抓狂，我给你调理一下脾胃，很快你就可以和猴子屁股说拜拜了！

豆子：太好了！我赶紧跟我妈说去……（飞奔）

颜帅：这孩子，你慢点！

兜兜：颜帅，那我们赶紧去追豆子，免得他跑丢了。

颜帅：好！路上小心！

小可爱、兜兜：谢谢颜帅！明天见！

颜帅贴心提示

● 湿，分内湿和外湿。外湿容易感知，但内湿往往易忽略。注重饮食的均衡和清淡，同时保护好脾胃的功能是减少内湿发生最重要的措施。

很多人以为有湿疹才叫体内有湿气，其实，湿疹只是体内有湿外在表现的其中一种形式。有湿气的人，不一定都会长湿疹，也可能通过其他形式表现出来。且听颜帅教你 5 大绝招，及早判断并及时处理体内的湿气。

你 5 大妙招，身体有"湿"早知道！

小可爱、兜兜、豆子：颜帅，早上好！

颜帅：大家早上好！豆子你怎么也来了？

豆子：我回去跟妈妈一说，被妈妈批评了，说小可爱和兜兜哥都爱学习，就我贪玩坐不住，这次一定要搞清楚什么是湿气才能回去。

颜帅：这任务可不轻，那我们赶紧开始讲吧！

兜兜：颜帅，有湿气就会长湿疹，那是不是没长湿疹身体里就没湿气呢？

颜帅：这个问题问得好！其实，湿疹只是体内有湿的其中一种外在表现，有湿气的人，不一定都会长湿疹，也可能通过其他形式表现出来。今天我就教你们 5 大绝招，从 5 个方面来判断你的身体到底有没有"湿气"！

小可爱、兜兜、豆子：哇，太棒了！！

颜帅：首先，**看胃口**。到该吃饭的时候，没有饥饿的感觉，而且什么也不想吃，吃一点东西就感觉胃里胀胀的，在吃饭过程中有隐隐的恶心感。

中医五行学说认为：脾具有"土"的特性，对应六气之湿气，但如果湿气太过则容易伤脾，而脾的主要功能是运化，消化、吸收我们吃到体内的各种食物和水液，把这些物质转化为能够被人体利用的营养物质，为细胞新陈代谢提供能量。

大多数人在夏季湿热的环境中，都会出现食欲和消化功能下降。但也有一些人食欲不受影响，有较强的饥饿感，可是吃了东西后马上会有饱胀的感觉，这是胃强脾弱的表现，也是脾湿的征候。

兜兜、豆子、小可爱：对啊！我们就是吃饭没胃口……

颜帅：部分小朋友吃饭没胃口是因为想留着肚子吃零食。市面上不少零食添加了香精、色素和甜味剂，脾虚的孩子嗜甜，但甜过多又会黏滞，让脾胃难以运化。所以，绝对不能以零食来代替主食。不要觉得妈妈管你们唠叨，那是真的为你们好！

兜兜、豆子、小可爱：知道啦！……您接着说下一个吧！

颜帅：第二，**看面色、皮肤和舌苔**。脾湿的人常常感觉口内黏腻，面色晦暗，发黄；早晨起床眼皮肿，或有下眼袋；还有的手指脚趾容易起小水泡、皮疹，瘙痒难耐；脾湿，最准确的方法就是看舌的形态。湿邪分湿热和寒湿。如果是湿热，那么舌苔应该是黄腻的，舌质应该是红的，而寒湿则是舌苔白腻，最重要的是，舌质没有那么红，往往颜色也很淡，是淡白色的。舌体胖大或舌边缘有明显齿痕。健康人平时可以养成定期观察自己舌象的习惯，对照一些中医舌诊的图片，就可以发现自己健康问题的蛛丝马迹。

小可爱：我妈妈的舌苔就是胖胖的特别宽，边上有牙印。

颜帅：第三，**看体态**。有人发现，自己饮食作息和原来一样，但体重却忽然明显增加，关节僵硬，起床时浑身酸痛，下肢水肿，整体表现为虚胖的体征。这种人因为是脾胃运化功能出现问题，所以会出现"喝水都胖"的现象，常规减肥方法也难以见效，一旦脾胃功能恢复，自然而然就瘦下来了。

豆子：难怪我妈上次跟我爸说，她不是胖，只是肿！当时我爸还嘲笑她。下次我要支持我妈！

颜帅：……

小可爱：颜帅，还有吗？

颜帅：有！还有！第四，**看大便**。什么样的大便才是正常的呢？"金黄色的，圆柱体；香蕉形的，很通畅"。

● 如果大便不成形，长期便溏，必然体内有湿。

● 如果大便成形，但大便完了之后总会有一些粘在马桶上，很难冲下去，这也是体内有湿的一种表现，因为湿气有黏腻的特点。

● 如果不便于观察马桶，也可以观察手纸。大便正常的话，一张手纸就擦干净了。但体内有湿的人，一张手纸是不够用的，得三到五张才能擦干净。

● 如果有便秘，但解出来的大便不成形，总有解不干净的感觉，那说明体内的湿气很重。

豆子：难怪！我的便便有时候就会粘马桶，我妈每次都要看清楚我便便的情况才会冲马桶……

小可爱：我妈也是！

兜兜：这绝对是亲妈，真爱啊！

颜帅：呵呵，对啊，爱是最奇妙的，家长懂得通过大便情况关心了解孩子的健康，因为有爱，恶心的大便也变得不恶心了。

再来说第五，**看精神状态**。有的人每天早上七点该起床的时候还觉得很困，觉得头上有东西裹着，打不起精神，或是觉得身上有东西包着，懒得动弹。那不用看大便也能判断他体内湿气很重。中医里讲"湿重如裹"，这种被包裹着的感觉就是身体对湿气的感受，好像穿着一件洗过没干的衬衫似的那么别扭，遇到这种情况，起床后适当活动后症状就会改善。

小可爱：太好了，下次我就可以跟妈妈解释我赖床不是因为懒，而是湿气太重了！

兜兜（小声嘀咕）：你其实真的是因为懒……

小可爱：你说什么啊？

豆子：他说你一点都不懒！

颜帅：你们都不懒！就是不认真！

兜兜、豆子、小可爱：我们认真！您接着讲！

颜帅：湿气重还会让人工作没精神。有人有胸闷的感觉，想长呼一口气才舒服；有人感觉四肢或身体沉重甚至有浑身酸疼的感觉；有人身体特别疲乏，懒得活动；有人活动时关节发紧，好像不灵活；有人感觉头昏沉、头脑不清爽；有人易困倦，甚至记忆力减退。

兜兜、豆子、小可爱：这么严重？！

颜帅：古人说"脾气一虚，肺气先绝"，因为脾属土，肺属金，脾土生肺金，脾与肺的功能相互关联、相互影响，脾气虚到一定程度，土不生金，则肺金失养，就容易出现短气、少气懒言，动则气促等肺气虚的表现。中医眼中的五脏六腑是彼此关联的一个整体，一个脏腑出问题，最终会影响全身所有器官。

小可爱：这太可怕了！那有什么办法可以祛除身体里的湿气呢？

颜帅：当然有，不过今天我已经讲得有点气短了，要不我们明天再继续？

兜兜、小可爱、豆子：哦，好的，那颜帅您先好好休息，我们就不打扰了，再见！

颜帅：明天见！

颜帅温馨提示 ——5大"绝招"看湿气 >>>

● **看胃口。**到该吃饭的时候，没有饥饿的感觉，而且什么也不想吃，吃一点东西就感觉胃里胀胀的，在吃饭过程中有隐隐的恶心感。

● **看面色、皮肤和舌苔**。脾湿，最准确的方法就是看舌的形态。湿热，舌苔黄腻，舌质红；寒湿则是舌苔白腻，舌质淡白，舌体胖大或舌边缘有明显齿痕。常感觉口内黏腻，面色晦暗，发黄；早晨起床眼皮肿，或有下眼袋；还有的手指脚趾容易起小水泡、皮疹，瘙痒难耐。

● **看体态**。饮食作息和原来一样，但体重却忽然明显增加，关节僵硬，起床时浑身酸痛，下肢水肿，整体表现为虚胖的体征。

● **看大便**。大便不成形，长期便溏；大便成形，但会粘在马桶上，很难冲下去；体内有湿的人，一张手纸是不够用的，得三到五张才能擦干净。有便秘，但解出来的大便不成形，总有解不干净的感觉。

● **看精神状态**。总觉得困，觉得头上有东西裹着，打不起精神，或是觉得身上有东西包着，懒得动弹。

昨天的头条让很多人自觉"多处中招"，纷纷追问除湿妙招，其实湿气分外湿和内湿两方面。今天我们先谈谈外湿，说说在"回南天"里，我们该如何祛湿防潮。

湿凶"来访，祛湿防潮有何高招?

颜帅：小朋友们好呀!

兜兜、小可爱、豆子：颜帅早上好!

小可爱：颜帅，快跟我们讲讲怎么祛除湿气吧! 我都等不及啦!

颜帅：别着急，我们慢慢说。昨天你们走了之后，我回到科室检查了防潮的情况，也梳理了一下今天要跟你们讲解的思路。最近这几个月，广州天气变化无常，入秋之后闷热与台风天反复交替，闷、湿与寒风、雨水交替作用。上周立冬，寒潮引起气温骤降十多度，这周回暖，一天内又升温十多度，形成一个短时的"回南天"。我们的身体健康受到很大的威胁，尤其是抵抗力低下的老年人及儿童。最近生病住院的人数也明显增多，很多小朋友咳嗽了两个月还不好，反复发烧。前几天院里还收治了一位因旅游受寒引起高烧并发败血症的患者。

小可爱：败血症!! 这么吓人!

颜帅：《黄帝内经》的《素问·保命全形论》里说："人生于地，悬命于天，天地合气，命之曰人。"这一句话说明古人很早就认识到**人体是不能脱离外界环境的**。外界环境的运动和变化可以直接或者间接地影响人体，而人的机体则会产生相应的生理、病理反应。举个最简单的例子，一阵冷风吹过来，我们就会起鸡皮疙瘩，有人会立刻打喷嚏。这就是人体对外在寒气的即时反应，是身体的自我保护机制。

同时，《素问·调经论》中说："夫邪之生也，或生于阴，或生于阳。其生于阳者，得之风雨寒暑；其生于阴者，得之饮食居处，阴阳喜怒。"分析了**人体滋生病邪，通常是由于外在环境影响和自身生活方式、情绪问题导致的**。而在《素问·上古天真论》中说"虚邪贼风，避之有时"，提醒众人**应及时避开虚邪、贼风、四时不正常的气候和有害于人体的外界致病因素，减少疾病发生的可能**。所以，人们在日常生活中要注意保护好自己，这种情况就不要"迎难而上"，而应当"战略转移"了。

豆子：所以，如果不注意在天气变化时保护好自己，就可能得严重的疾病了，是吧？

颜帅：对！传统中医认为，外在环境中有"风、寒、暑、湿、燥、火"这"六淫邪气"可以致病，其中**"千寒易去，一湿难除"**。致病的"六淫邪气"中湿邪是最可怕，最难祛除。湿邪黏腻不爽，而且最容易渗透，它从来不孤军奋战，总是要与别的邪气狼狈为奸。湿气遇寒则成为寒湿，这就好比冬天的时候，如果气候干燥，不管怎么冷，人都还是能接受的，但如果湿气重，人就很难受了。南方的冬天比北方的冬天更令人难受，就是因为南方湿气比较重，寒湿袭人。湿气遇热则成为湿热，这就好比夏天的桑拿天，又热又湿，让人喘不过气来，明显不如烈日当空、气候干燥的时候来得痛快。湿气遇风则成为风湿，驱风很容易，但一旦成了风湿，就往往是慢性疾病，一时半会儿治不好了。因为，体内湿邪多与体外的邪气里应外合，纠缠不清，故中医一向认为，治湿最难。

兜兜：所以我们应该首先尽量保护好自己，免受外湿的侵袭，这样就能少生病或不生病。

小可爱：那我们怎么才能防湿呢？广州湿起来的时候，连呼吸都是湿漉漉的呢！

颜帅：的确，广东地区地处南方，受海洋暖湿气流影响较大，常年空气湿度都在 75% 以上，特别是回南天和台风天，都会导致湿度明显加大，且伴随气温的迅速变化，更容易让人生病。

豆子：那就是说没办法咯？

颜帅：别急，办法还是有的。我们以回南天为例。首先需要**紧闭门窗**。现在的天气预报已经比较准确了，大家可以从很多渠道获取天气变化的信息。在回南天暖湿气流到来之前，千万记得紧闭家中的窗户，特别是关闭朝南和东南的窗户。最重要时段是每天的早晨和晚上，这两段时间的空气湿度较午间更高，在转吹北风的时候再将门窗打开。

特别注意：回南天的中午有阳光也别开南窗。有些人以为中午阳光明媚，可以开窗通风，这种做法并不能缓解潮湿现象。中午是室外气温最高的时候，室内外温差也最大，这个时候通风，有时会引致室内地面、墙面水汽凝结更加严重。另外，煮饭或洗完澡，记得要把厨房门和厕所门带上，并开抽风机，减少水分进入客厅。

小可爱：对，回南天开窗会到处湿漉漉的，厕所墙壁会流水！

颜帅：墙壁流水还是小事情，知道什么更危险吗？那就是地砖的潮湿！

豆子：我想起来了，上次我妈妈还说她有个朋友在潮湿的地砖上摔了一跤，尾骨骨折，在床上趴了大半个月呢！

颜帅：我还见过因为摔跤股骨头粉碎性骨折需要长期坐轮椅的患者。解决的办法之一是**铺报纸**。在地上还有桌子上铺报纸吸湿也是很好的做法。把用过的旧报纸铺在地板上桌子上，尤其是门口等容易湿的地方更应该多铺两层。一方面可以吸收湿气，另一方面也可以防止摔跤。不过要记得及时更换哦！

兜兜：这个办法好！省事又简单！

颜帅：第三，还可以配置**除湿剂**。除湿剂或者除湿盒超市有售，购买非常方便，放置在家里各个角落和湿气重的地方，可以有效吸附水汽。第四是购买**电吹风或干衣机**。用电吹风干燥衣被，或购买干衣机。衣被因为贴近人体，如果潮湿更容易让人感觉不舒服。湿气会影响老人、小孩以及风湿性关节炎患者的身体健康。

小可爱：湿气还会影响家里家具电器的健康。上次我家的 DVD 机就受潮短路不能用了！

颜帅：对，我要说的第五点就是，**开启家电待机状态**。在湿气较重时，可让家电进入待机状态，机器内部处于工作状态的零件会散发一定的热量，有助于驱散机器体内的潮气，防止电器短路。同时家具里也可以放置防潮剂。

兜兜：我妈妈还在回南天的时候**点上蜡烛**，说又浪漫又除湿！

颜帅：这个办法也很好。点蜡烛可以让水汽没办法凝结，从而让室内湿度减低。假如家里已出现霉味，不妨选用含天然植物香薰精油的蜡烛，这样的蜡烛既能让空气变得干燥，又能让房间中的霉味去除，还能美化家居环境，一举三得。你们家里还有什么除湿的妙招啊？

小可爱：妈妈买了**除湿机**，效果很不错，回南天几个小时就可以抽出一桶水，我们还用那水浇花呢！

颜帅：嗯，这也是很好的选择。家用除湿机能有效降低室内湿度，但除湿机属于价格较贵的家电。家用抽湿机属于季节性很强的产品，如果不愿购买除湿机，可使用**空调抽湿**功能，也可以起到除湿的效果。

兜兜：我妈妈用**热水加盐拖地板**，说这种方法可以让水分加速挥发。拖完地之后，我会帮妈妈在家门口铺上点废旧纸箱或者是报纸，让鞋底将水分的带入减少。

豆子：我爸爸把**洗衣粉**打开放在洗手间，吸潮后的洗衣粉一样能再利用，经济实惠。

颜帅：对，还可以用布袋将**生石灰**包裹吸潮，但生石灰有一定的腐蚀性，一定要注意不要跟皮肤特别是眼睛接触，不要放在小朋友能接触到的地方。

兜兜：哇！除湿的方法真多啊！

颜帅：对，大家可以根据各自家庭的便利条件，选用不同的除湿方法。

小可爱：那对体内已经被湿气侵袭开始不适的人来说，有什么可以祛除体内湿气的办法呢?

　　颜帅：这个我们明天再谈，我得先去查房了!

　　兜兜、小可爱、豆子：好的，颜帅再见!

　　颜帅：孩子们，明天见!

颜帅贴心提示

　　● 祛湿的技巧可能还有很多，提高意识、关注天气、尝试多种方法是其中的关键。

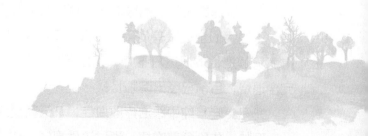

颜帅引言

　　所谓"防重于治"，比追着问"祛湿大法"更重要的是明白湿从何来，防患于未然！"湿气"缠身，不是因为它"爱"你，而是你的生活方式和细节处处有漏洞，让"湿气"有机会乘隙而入，逐层内藏。

 天"湿气"缠身？原来是你太多的生活方式不对！

　　颜帅：小朋友们早上好！

　　兜兜、小可爱、豆子：颜帅早上好！

　　兜兜：颜帅，您科里那个反复高烧不退的败血症病人情况怎么样了？

　　颜帅：已经好了！这位患者国庆假期出去旅游，爬山出汗之后淋了雨就开始发烧，出现头痛、腹痛、腰痛，自行服药后无缓解。之前她在微信群里咨询过我，连我都低估了她的严重程度，以为只是普通的感冒。但住院后发现没那么简单，果然血培养报告回复显示：阳性（大肠埃希氏菌）！这是细菌引起的败血症，随时有加重恶化的可能性。

　　不过我们全程没有使用抗生素，及时调整了中医治疗方案，终于使得病势顿挫，体温逐日下降，胃口逐日好转，验血指标也好转。4天后完全退烧，目前已经出院啦！

　　兜兜：哇！纯中医治疗败血症，几天就退烧了，颜帅你太帅了！

　　颜帅：先别急着吹捧。通过这件事情，你们有什么感受？

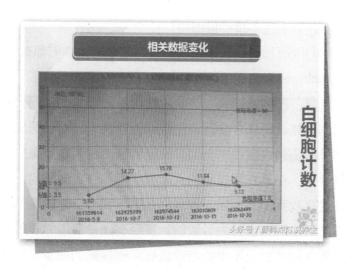

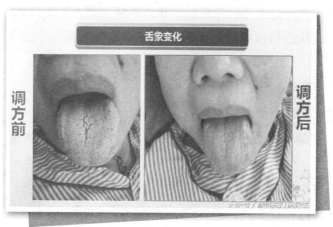

小可爱：不同人的体质差别太大了，有人吹风淋雨只是打个喷嚏就没事了，有人竟然会因此得败血症！

豆子：身体不舒服要注意观察，千万别不管严重不严重都自己在家吃药硬撑着。

兜兜：难怪在微信群里有人咨询咳嗽一个月没好，感冒两个星期没好，长期头晕头痛什么的，医生都建议他面诊。原来不是不负责任，反而是很负责任，因为同一个症状可能代表完全不同的疾病，必须要通过检查或望闻问切才能确诊和治疗。

小可爱：还有中医不是"慢郎中"！

颜帅：你们说得都对！看来经过一段时间学习，你们都有了收获。

豆子：颜帅，好像跑题了吧？我们不是在讲"湿气"吗？

颜帅：嘿嘿，严格说起来，这些内容都不是跑题。我们必须要认识和关心自己的身体，身体才会回馈给我们健康快乐。对于医生来说，最快乐的事情莫过于通过自己的努力，让濒临危境或困难重重的病人转危为安，恢复健康。但是恢复健康的人如果自己不注意调整自己的生活方式，下次还会来找我们。比如，很多时候进入我们身体的湿气，都是由于我们日常生活中的错误行为导致的，甚至有些是自以为正确的养生方式导致的。就像刚才那位不小心与败血症亲密接触的朋友，就是因为在运动出汗毛孔大开后淋雨，导致病邪直入人体，进入她身体的就是**"寒"和"湿"**，这从舌苔就可以看出来了。你们看看上面那个病人的舌苔，多典型！

兜兜：还有哪些错误行为呢？

小可爱：对呀！颜帅快说！

颜帅：别急，我们一个一个仔细讲。首先最常见的就是**"洗头不吹干"**。

豆子：这个毛病我妈都有！

颜帅：所以她就头痛，还长白头发啦！

豆子：为什么呀？

颜帅：大多数人都喜欢晚上洗头，主要是可以洗掉一天的灰尘，同时热水也可以让紧绷的神经得到放松。但是很多人只是随随便便吹个半干，附着在发根头皮的水汽还在，然后就睡觉去了。要知道热水让人舒适就在于它的"热"，不吹干头发的话，残留的冷水就变成"寒湿"了。特别是入睡后人体的阳气收敛，防护能力降低，身体皮肤尚且需要加盖被子来防护保暖，何况作为多条经络交汇之地的头部呢？很多人总说西方人如何，却怎么没发现寒冷地区的欧美人还流行戴睡帽呢！不吹干头发就睡觉，轻则起床鼻塞流涕打喷嚏，重则落枕偏头痛脖子僵硬，还有的人直接中风了!

小可爱: 这么厉害! 看来真得注意了!

豆子: 所以妈妈被颜帅批评后就把头发剪短修薄了许多, 说这样比较容易吹干了。

兜兜: 这就对了, 要风度更要健康啊!

颜帅: 第二个常见的就是"**冒雨锻炼身体**"。很多人认识到运动的好处, 知道运动可以排出身体里的寒邪湿气, 所以开始坚持锻炼。同时为了磨炼自己的意志, 哪怕下雨天也坚持出门锻炼身体, 认为这才是"锻炼"的真正含义。我得提醒大家, "**过犹不及**"的道理。当运动时血液流动速度加快, 毛孔打开, 汗液排出, 相当于身体门户大开, 这个时候淋雨受到的伤害, 比普通人路上不小心淋雨的危害还要大得多。下雨天冒雨锻炼, 那就是"**开门揖盗**"的行为了。

豆子: 那下雨天就没办法锻炼身体了吗?

颜帅: 我只是不建议大家淋雨锻炼, 可以选择在不会淋到雨的楼下或室内, 做操、打拳、跳绳、瑜伽, 喜欢跑步的朋友用跑步机也可以呀! 但是一定要注意保持运动场地的空气流通, 有新鲜空气才能达到保健的效果。

小可爱: 那如果在跑步锻炼的半路不小心淋雨了怎么办呢?

颜帅: 我建议大家跑步时准备一块稍大的毛巾, 平时跑完步及时擦汗, 下雨就顶在头上挡雨, 万一淋湿了, 用干燥略微粗糙的毛巾摩擦淋湿了的身体皮肤部位, 这类似于刮痧的作用, 可以把表层的寒气和湿气赶走。

兜兜: 颜帅, 您的办法真多! 就像机器猫一样!

颜帅: 哈哈! 这算是夸奖我吗? 第三个就是追求"**劲爽**"。

兜兜、小可爱、豆子: 这是什么意思? 我们怎么不太懂啊?

颜帅: 这应该算是近年广告中比较流行的一个词语吧! 比如大汗淋漓直接跳进游泳池, 口干舌燥直接灌下一瓶冰镇饮料, 加强版还有什么"冰桶挑战"。其实一开始是电视广告的特效, 通过强烈的反差来刺激消费者的感官，以达到酣畅淋漓的视觉效果，结果潜移默化被很多人在实际生活中无意识地效仿，完全没有意识到会对自己的身体造成伤害。

小可爱：都有哪些伤害啊？

兜兜：我知道大口喝冰饮会伤害脾胃，脾胃虚弱就运化不了身体里的垃圾和湿气，自然人的体内就积累越来越多的湿气了。

颜帅：对！而大汗淋漓时不作任何准备直接跳进泳池，打开的毛孔、快速流动的血液，忽然被冷水一激，毛孔收缩、血管收缩，不仅仅会吸收进过量的湿气，还有可能引起抽筋甚至心脑血管疾病的发作。想象一下滚烫的玻璃杯忽然接触到冷水，会怎样？

豆子：会裂开！上次我妈用蒸汽消毒完玻璃杯，用夹子夹一个出来，刚一倒水杯子就裂开了，还把她吓了一跳，叫我不要告诉我爸呢！

颜帅：咳咳，就是这个道理。血管的急剧收缩会导致血压的骤然升高，心脑血管中比较薄弱的位置就可能破裂，造成猝死。特别是有高血压、冠心病的患者，必须要先做好准备活动，在四肢和前胸后背拍湿水，让身体适应水温后再慢慢下水，不能一下子跳下水。饮酒后和饭前空腹、饭后饱腹状态也不宜游泳。要知道广告看上去很美，那是特效，不能模仿的！

小可爱：又长知识了！还有其他错误行为吗？

颜帅：还有，**家庭恒温**，夏天冷气 25℃，冬天暖气 25℃。

兜兜：这样挺舒服的呀！有什么问题吗？

颜帅：我之前说过，"人生于地，悬命于天，天地合气，命之曰人"。人生于天地之间，就必然同天地有相互联系。人虽然是高级动物，也一样要遵循"春生夏长，秋养冬藏"的自然规律，一样受到"春温夏热，秋凉冬寒"的四季影响。

夏天在空调房里不出汗，减少了一个排出湿气的途径；另外，从外面大汗淋漓地骤然进入空调房，跟刚才说的一下子跳进游泳池区别也不大了。

冬天房间里暖气开到出汗，阳气收藏不住，春天就会生病；从温暖的室内出到外面冷风一吹，也容易让寒气湿气进入身体里面。这种人为制造的"四季如春"，在追求身体舒适的表象下面，埋藏了很大的健康隐患啊！

豆子：这算不算"生于忧患，死于安乐"？

颜帅：哈哈！有点这个意思！还有的人夏天喜欢直接睡地板，觉得很凉快。殊不知晚上温度略微降低，空气中水分会下降，且地板湿气重，容易入侵体内造成四肢酸痛。所以，最好睡在与地板有一定距离的床上。

小可爱：看来榻榻米是中看不中用的了。

颜帅：哈哈！说完了日常生活中的错误，来说说**养生养出病**来的错误。第一个就是**中医理疗后马上外出吹风或洗澡**。

兜兜：难道不可以吗？

颜帅：刮痧、拔罐、艾灸等理疗方式，其实都是通过对身体局部的刺激，达到刺激新陈代谢、排出毒素、调节改善身体状态的目的。理疗后的一段时间，身体毛孔打开，就像你正在开门扫垃圾、倒垃圾一样。这个时候外出吹风或洗澡，外界的寒气和湿气就像强盗一样直接冲进你没锁门的家里，长驱直入、为所欲为，那这个人轻则腰酸背痛，重则发起高烧来。

豆子：这个我知道！我妈妈的一个同事跟她说，每次去美容院拔罐回来都要发烧，真是莫名其妙。中医理疗怎么反而疗出病来？我妈妈仔细一问，原来她每次都是拔罐之后就回家，路上还会经过一段刮风的巷子。后来妈妈建议她要么休息半小时再回家，要么请人到家里去拔罐，她真的再也没有因为拔罐发过烧。

兜兜：原来不是拔罐的问题，是拔罐后没有注意避风！

小可爱：那天还有人咨询可不可以同时艾灸和泡脚呢！

颜帅：艾灸和泡脚的确不宜同时进行，最好间隔一小时以上。说到泡脚，我又想起一个误区，**"泡脚越热越久越好"**。

豆子：这也不对吗？

颜帅：泡脚水温最好在 38~45℃ 之间，不要过热，更不能泡出大汗，以微微出汗为宜，时间最好在 20 分钟以内，不要超过 30 分钟。水面最好淹没三阴交穴，膝盖上搭一条毛巾，使膝盖以下可以得到蒸汽熏蒸，效果更好。泡脚过久会增加心脏供血负担，还容易导致皮肤干燥。大汗则耗费太多人体津液，伤阴。如果水偏凉或泡久了水凉了，反而导致寒湿入体。

小可爱：还有这么多讲究啊？我得赶紧跟奶奶说说，让她泡脚的时候注意点。

颜帅：哇，一不小心讲了这么久，我得去门诊了，还有很多病人等着我呢！我们明天再聊！

兜兜、小可爱、豆子：谢谢颜帅！明天见！

颜帅贴心提示

● 很多疾病的发生其实都是长时间不恰当生活方式的必然结果，湿气的来临和缠绵也是如此。

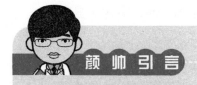

颜帅引言

　　大家关心的"祛湿"大法终于来了，很有效，很家庭，很实用哦！当然也要强调的是，情况严重的湿气，脾胃虚寒的还是早点就诊为好。

会这几招，强力"祛湿"身体好！

　　颜帅：孩子们早上好啊！

　　兜兜、小可爱、豆子：颜帅早上好！

　　颜帅：前几天讲的知识你们都还记得吗？

　　小可爱：记得记得！您今天是不是该给我们讲讲怎么祛除已经进入身体里的湿气了？

　　颜帅：这么急切啊！学习劲头很足嘛！

　　豆子：那是因为她今天又赖床，被妈妈骂了！

　　颜帅：哈哈！好吧！我们来看看怎么帮助你们不赖床。

　　豆子：我可不赖床！

　　小可爱：你屁股上长疹子！还不如赖床呢！

　　颜帅：哈哈哈！好啦好啦，身体里湿气重表现出来的症状虽然不太一样，但都不是件愉快的事。现在我们来研究一下怎么祛除体内的湿气吧！

　　兜兜：快，颜帅讲重点了，别打岔！

　　颜帅：要想祛除身体里的湿气，首选是**食疗**。食材容易购买，烹饪操作简单，且口感不错，全家皆可食用，是简、便、廉的祛湿方法。

兜兜：吃！我最喜欢了！

小可爱：都可以吃什么呀？说得我口水都流出来了……

颜帅：其实可以祛湿的食物还真不少。听我给你们说道说道。

● **薏米** 在中药里称"薏苡仁"，《神农本草经》将其列为上品，性味甘淡。它可以治湿痹，利肠胃，消水肿，健脾益胃祛湿，久服轻身益气，适用于脾虚泄泻、水肿及风湿人士。可用生薏米煲粥食用，亦可加入淮山（打碎）同煮，有利水渗湿、健脾止泻等功效。

● **赤小豆** 性味甘、酸、平，能健脾利水，解毒消肿。适用于有肥胖性水肿、脚气、腹胀腹泻等症人士。可用赤小豆煲鲫鱼，饮汤食豆或煲汤时加入赤小豆，可以利水除湿。因为它是红色的，红色入心，因此它还能补心。

● **玉米** 性味甘平，健脾开胃，利水通淋。在回南天，可以尝试用玉米煎汤代茶，最好加入玉米须同煮；亦可配冬瓜皮、赤小豆等同用。此汤具有调中开胃、降浊利尿等功效。

● **芡实** 芡实性平和，药味甘涩。芡实有补中益气、健脾祛湿、滋养强壮的作用，它与莲子有些相似，但其收敛镇静的作用比莲子强，适用于慢性泄泻和小便频数、梦遗滑精、妇女带多腰酸等。

● **茯苓** 《神农本草经》云：茯苓"气平，味甘，无毒，主胸胁逆气，忧恚惊邪恐悸，心下结痛，寒热烦满咳逆，口焦舌干，利小便，久服安魂养神，不饥延年"。茯苓可以淡渗利湿，利水消肿，也是一味很好的祛湿良药！

豆子：哇！这么多好吃的啊！太棒了！

颜帅：不过我要多说一句，任何事物都是**过犹不及**的。食疗一是只起到**帮助和配合的调理作用**，如果已经因为湿气导致疾病，光依靠食疗是不行的，还是需要专业医师的系统治疗才行。二是**不宜大量长期单一**

的食用，人为地制造偏食挑食，不但起不到保健调理的作用，还可能引起其他问题。我之前就遇到过吃太多芡实、薏米导致便秘的求助呢！

兜兜：颜帅你提醒得太及时了！我刚刚正在想回去要喝一个星期薏米芡实粥呢！

颜帅：那是因为我遇到过很多有这样心理的朋友，医生一说某种食物的缺点，他就一点都不敢吃，一说某种食物的优点，他就顿顿吃。**其实这个世界上哪里有完美的食物？只有合适的分量和适合自己体质的食物罢了。**

豆子：说得太好了！

颜帅：这其实就是我要说的第二点了：**均衡饮食祛湿**。生冷食物、冰品或凉性蔬果，会伤及脾胃阳气，有碍胃的受纳及脾的运化，导致吃进去的食物无法转化为人体需要的气血，反而酿生湿浊。但是食物总会有各种各样的偏性，如果怕这怕那，那真是什么都不能吃了。

小可爱：可以喝西北风啊！

兜兜：你以为啊！西北风凉！一样伤脾胃！嘿嘿！

颜帅：所以生活中如果要进食生菜沙拉、西瓜、大白菜、苦瓜等，最好搭配其他热性的食物，或者在烹调时加入葱、姜、花椒、肉桂、八角、茴香等，降低蔬菜寒凉性质。一顿饭菜有热性有凉性，也就均衡了，营养也丰富了。这样才是"刚刚好"的生活呀！

豆子：明白了！难怪妈妈最喜欢给我炒"什锦菜"，什么绿的红的白的炒一起，又好看又好吃。

兜兜：可爱，口水流出来啦！

小可爱：听着就好吃嘛！

豆子：欢迎大家都去我家吃！

颜帅：那你们还听不听了？

兜兜、小可爱、豆子：听！当然要听啦！这不是离中午吃饭时间还早嘛！

颜帅：那我就继续讲啦！第三，**运动出汗祛湿**。

191

　　现代人动脑多、体力消耗少，加上长期待在密闭空调房间内，很少流汗，身体适应温度变化和调控湿度的能力变差。运动出汗是很好的去湿气方法。特别是夏天尽量不要开空调，多开风扇，主动让身体里面的汗排出来，否则你的湿气太重，到了冬天肯定会得病的。当然，身体虚弱不耐高温的朋友还是得开空调，不然万一中暑也不是闹着玩的，开到28℃以上，不要对着人直接吹就可以了。身体能耐受的，还是出点汗比较好。

　　每天坚持适量的运动，对身体是非常有益的。运动可以纾解压力、促进身体器官运作，疏经活络，加速湿气排出体外。不经常运动的人，一开始建议采用散步和快走的方式，或者八段锦、瑜伽等温和的方法。而且时间选择也很重要，特别是出汗的运动，应当在白天太阳升起之后进行，太阳落山后停止。

　　不恰当的运动可能反而对肌肉、关节造成伤害。比如急性软组织损伤、膝关节滑膜炎、横纹肌溶解症等；寒湿入体，导致风湿性关节炎、肩周炎，甚至中风；阳气不降导致失眠、多梦、烦躁等。

　　兜兜：这也是"刚刚好"的生活吧！

　　颜帅：是的，我们必须遵循自然规律，量力而行，不然过犹不及，追求健康追出病来。

　　豆子：颜帅，我妈上次住院回来网购了一堆艾灸用品，说是医生告诉她**艾灸**可以祛湿，这个可以吗？

　　颜帅：当然可以，不过，这个内容还挺多的，现在时间也不早了，我们留到明天再讲，行吗？

　　兜兜、小可爱、豆子：好！

　　小可爱：颜帅你饿了吗？

　　颜帅：说了这么多，我还真有点饿了！

　　小可爱：那我们就一起去豆子家吃他妈妈做的"什锦菜"吧！

　　颜帅：哈哈！小馋猫，还惦记着呢！

　　豆子：那还等什么，赶紧出发吧！

　　颜帅、兜兜、小可爱：出发！

颜帅温馨提示 ——强力"祛湿"有几招 >>>

● 食疗。选择具有祛湿功能的食材，如薏苡仁、赤小豆、玉米、芡实、茯苓等，容易购买，烹饪操作简单，且口感不错，全家皆可食用，是简、便、廉的祛湿方法。但需注意，食疗一是**只起到帮助和配合的调理作用**，二是**不宜大量长期单一地食用**。

● 均衡饮食祛湿。生活中如果要进食生菜沙拉、西瓜、大白菜、苦瓜等，最好搭配其他热性的食物，或者在烹调时加入葱、姜、花椒、肉桂、八角、茴香等，降低蔬菜寒凉性质。一顿饭菜有热性有凉性，也就均衡了，营养也丰富了。

● 运动出汗祛湿。运动可以纾解压力、促进身体器官运作、疏经活络、加速湿气排出体外。不经常运动的人，一开始建议采用散步和快走的方式，或者八段锦、瑜伽等温和的方法。而且时间选择也很重要，特别是出汗的运动，应当在白天太阳升起之后进行，太阳落山后停止。

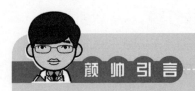

颜帅引言

湿邪危害大，大家除湿忙。今天推送给大家的才是家庭除湿大招！因为简便易行，经济实惠，确有实效的其实是"艾"啊！

赶走湿邪的最好方法，其实是"艾"！

颜帅：孩子们早上好啊！

兜兜、小可爱、豆子：颜帅早上好！

颜帅：昨天我们说到哪里了？

豆子：说到我妈妈天天坚持艾灸，到底能不能祛湿！

小可爱：对，颜帅快跟我们讲讲吧！

颜帅：好！那我就讲讲！

其实针、灸、拔罐、刮痧、按摩都是调动和加快身体局部新陈代谢，可以达到祛湿的目的。但是，扎针比较专业，只能由专业人士进行，拔罐、刮痧、按摩都需要别人帮忙，不像艾灸那么简便安全又容易操作，所以这次我重点讲艾灸。

古中医云：**烟熏火燎为之灸。**可见烟熏火燎二者兼备才可称之为艾灸。艾灸很早传到日本跟韩国，日本的一个医学家做过实验，证明艾灸的时候艾烟能激发人体的免疫力，让身体正气调动起来，营卫之气激发活力。同样，现代医学证明，艾烟具有杀菌消毒的功效。（当然不能刻意地吸艾草的烟，因为人体的肺部有排异功能，大量吸入艾草的烟肯定会加重肺的负担。这里说的不是大量吸入）。

　　艾灸治病养生的原理一方面是**用热力**达到温通经络、行气活血、驱寒除湿等效果，另一方面是借助艾草本身的**药力**，因为艾草是中药中少有的能通十二条经络的药物，所以古人经过千年的摸索，最终将艾草定为施灸的主要原料。

　　现代研究还发现艾灸燃烧时产生的热量是一种十分有效并适应于机体治疗的物理因子红外线。研究发现，艾灸在燃烧时产生的辐射能谱是红外线，且近红外线占主要成分。近红外线可激励人体穴位内生物分子的氢键，产生受激相干谐振吸收效应，通过神经—体液系统传递人体细胞所需的能量。艾灸时的红外辐射可为机体细胞的代谢活动、免疫功能提供所必需的能量，也能给缺乏能量的病态细胞提供活化能。而艾灸施于穴位，其近红外辐射具有较高的穿透能力，可通过经络系统，更好地将能量送至病灶而起作用。

　　另外一项现代研究表明，艾燃烧生成物的甲醇提取物，有清除自由基作用，并且比未燃烧的艾的甲醇提取物作用更强。施灸局部皮肤中过氧化脂质显著减少，此作用是艾的燃烧生成物所致。艾的燃烧不仅没有破坏其有效药物成分，反而使之有所增强。艾燃烧生成物中的抗氧化物质，是靠附着在穴位处皮肤上，通过灸热渗透进入体内而起作用的。

　　所以无烟艾、电子艾灸等的效果自然就大打折扣了。

　　小可爱：颜帅，你说得太专业了，我听不懂，能简单点吗？

　　颜帅：简单来说，**艾灸有开郁、祛湿、补阳气等作用**，特别适合养生，经常艾灸相应的穴位，可祛除体内湿邪，更能起到预防各种疾病的作用。为什么艾灸对寒湿有奇效？很简单，艾灸为纯阳之物，而寒湿为纯阴之物，阳进阴退！阳壮阴衰！艾是中华几千年文明中的智者拣选出来，最适合补阳养生的植物。

　　兜兜：这样我们就明白了。那具体怎么灸？灸哪里呢？

　　颜帅：我跟大家介绍几个穴位吧！湿气进入我们身体主要有 5 个通道：

- 肩颈部的"大椎穴"。
- 前胸的"膻中穴"。
- 肚脐部位的"神阙穴"。
- 腰部的"命门穴"。
- 脚底的"涌泉穴"。

从**"大椎穴"**进入的"湿气"容易引起我们的肩颈酸痛，肩周炎，颈椎病，头晕头痛，失眠多梦。

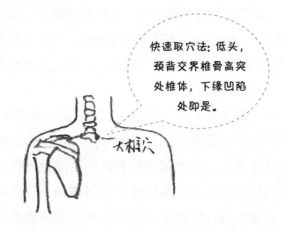

快速取穴法：低头，颈背交界椎骨高突处椎体，下缘凹陷处即是。

从**"膻中穴"**进入的"湿气"容易引起我们的乳腺肿痛、乳腺管道阻塞等；

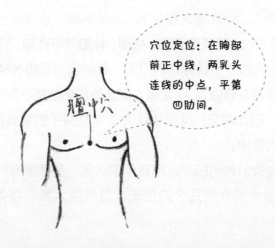

穴位定位：在胸部前正中线，两乳头连线的中点，平第四肋间。

从"**神阙穴**"进入的"湿气"容易存积在盆腔，特别是女性，当盆腔内的"寒湿"重时，就容易引起妇科各种疾病，比如：妇科炎症、月经不调、经血不畅、痛经、血块、子宫肌瘤、卵巢囊肿、不孕症等。

从"**命门穴**"进入的"湿气"容易引起腰酸背痛、腰膝酸软、性功能下降等症状。命门穴与肚脐相对。

从"**涌泉穴**"进入的"湿气"容易往上流动，容易引起膝关节酸痛、风湿关节炎等症状。

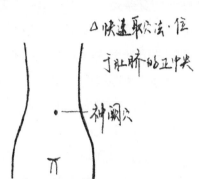

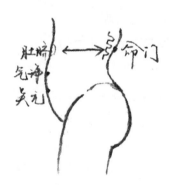

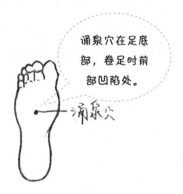

小可爱：颜帅，搞错了吧？我们刚刚要讲的不是祛湿的穴位吗？怎么又讲成湿气进入身体的穴位了？

豆子：这你就不懂了，我妈说过，**"病之来路，就是病之去路"**。治疗的方法就是让病邪从哪里进来的，就从哪里把它赶出去！对吧颜帅？

颜帅：哈哈！说得对，这是我师父李可老先生毕生行医治病的理念精髓所在，也是我们治病和宣传养生的理论基础之一，看来豆子妈的确有认真学习呢！

小可爱：这个我妈也说过，只是我没想起来……

兜兜：颜帅，快说说怎么艾灸吧？

颜帅：好的。上面说的这几个穴位，可以根据对应的病症，有针对性的用**艾条灸** 10~15 分钟或**艾灸箱灸** 20~30 分钟。比如大椎穴，该穴位于第七颈椎棘突下，约与肩相平。低头时颈背部交界处椎骨最高突起下的凹陷处即为此穴。感冒初期、落枕等情况下艾灸效果特别明显。在外没有艾灸器具，用吹风机热风吹这个位置 5 分钟左右、微微发烫，也可以救急。有肩颈酸痛、肩周炎、颈椎病、头晕头痛、失眠多梦等问题，也可以灸这个穴位。

其实我提到容易进湿气的这几个穴位，还有个目的是想告诉大家，不要只求风度不要温度，**重要穴位的保暖防寒非常重要**，低胸、露脐、超短裙这种时尚就不要追求了……

兜兜：颜帅，有的人这种状况已经拖得比较久，寒湿比较严重，而且深入身体内部，成为全身性的问题，那又怎么办呢？

颜帅：那得中药和艾灸配合治疗了。推荐下面几个穴位：

● **关元穴**　正对肚脐下面三寸（四横指），是一种具有很好养生以及强健身体功效的穴位。长期对这个穴位进行艾灸，能够有效地调理气血，并且对于补肾固精也具有很好的效果。

● **中脘穴**　人体上腹部，前正中线上，当脐中上三寸（四横指）。在这个穴位进行艾灸，能够有效地缓解胃部和肠道所出现的各种疾病以

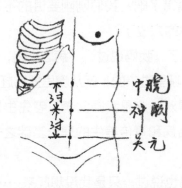

及症状，例如腹泻、腹痛、食欲不振、恶心、烧心、嗳气、目眩、耳鸣等。

● **丰隆穴**　人体的小腿前外侧，外踝尖上八寸，条口穴外，距胫骨前缘二横指（中指）。此穴主治头痛、眩晕以及咳嗽痰多等痰饮病证，尤其对于祛痰祛湿疗效显著。

● **承山穴**　承山穴位于小腿后面正中，委中与昆仑穴之间，当伸直小腿或足跟上提时，腓肠肌肌腹下出现的尖角凹陷处，就是承山穴的位置。这个穴位日常如果没有条件艾灸的，按压或拍打也可以起到一定的效果，长期坚持还可以瘦小腿，是女士们的福音。

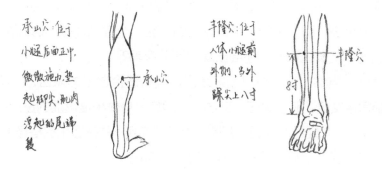

● **解溪穴**　在足背与小腿交界处的横纹中央凹陷中，当拇长伸肌腱与趾长伸肌腱之间。该穴位主要功能是分流胃经经水，是一个非常重要的全身祛痰祛湿的穴位，进行艾灸之后还能够有效的解决下半身水肿的问题。

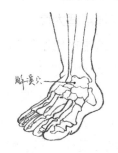

● **足三里**　位于小腿外侧，犊鼻下三寸，犊鼻与解溪连线上。该穴位主要功能是燥化脾湿、生发胃气。

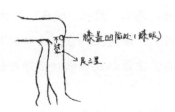

豆子：我看我妈好像没灸这么多穴位啊？

颜帅：艾灸不是说越久越好，越多越好，不然我们干脆把艾叶点燃烤火算了，是吧？单次艾灸穴位**宜少不宜多**，还需要**留意身体反应**。如果出现上火、头晕、耳鸣、燥热、失眠等情况，应当暂停艾灸，喝点乌梅水、泡个脚，引火下行，给身体内的气血一个自然调整的时间和空间。

兜兜：艾灸这么好，还会出现不适反应吗？

颜帅：当然，没有绝对的好东西，只有适合自己的东西，并**不是所有人都适合艾灸**，阴虚火旺、实热、三阳病、身体极度虚弱的癌症患者、幼儿，都需要先经过专业医生判断是否可以艾灸，并在医生的指导下进行。

豆子：那像我妈妈这样胖胖的可以艾灸吗？

颜帅：当然可以，她属于阳虚寒湿症，可以在中药的基础上配合艾灸进行治疗。另外，艾灸需要坚持一段时间，除非是感冒受寒之类病邪刚刚进入体内，还停留在体表的情况，则短时间即可见到明显疗效。否则，不要认为灸一次两次就可以祛除身体里的湿气。可以灸六天休息一天、灸五天休息两天，但一定不要三天打鱼两天晒网，特别是见到一定效果后，更需要坚持一段时间，当然是以身体舒适为度。

豆子：我妈妈艾灸完就会去尿尿，这是排出湿气吗？

颜帅：艾灸后想小便是不少人一开始时的感受，这也是排出毒素的一种反应，同时提示她的肾气不足，妇科有问题。坚持一段时间之后这一现象就会减少了。还有的人会出现发烧、频繁排气、拉肚子、出汗、出疹、出水泡等情况，这都是艾灸排病的反应，不必慌张，只要没有其他的不适，坚持艾灸就可以缓解。但如果发烧、拉肚子、出疹等明显的不适反应持续 3 天以上，我建议还是前往医院排除一下是否有其他疾病。

小可爱：艾灸里的门道还真多啊！我妈妈艾灸后还老是叫口渴呢！

颜帅：艾灸前后可以喝**温热的白开水**，不能喝冷水，同时忌口生冷寒凉，避风保暖，两个小时内不要接触冷水，也不要洗澡，避免毛孔打开的时候湿气寒气又进入到身体里去了。

兜兜：谢谢颜帅！没想到一个"湿气"的话题，竟然有这么多丰富的知识，真是让我大开眼界啊！

颜帅：所谓**"病来如山倒，病去如抽丝"**。其实疾病初期辨证准确是可以及时快速解决问题的，但我们长期以不健康的方式折腾自己的身体、胡乱吃药、拖延病情，小毛病就变成大毛病、慢性病，"小风吹"的时候不管，"山倒了"的时候人们才意识到问题的严重性，那我们就只能耐心细致地抽丝剥茧，把潜伏到身体深处的病邪再一点点地拔出来了。

豆子：所以我们才需要多多学习这些基础的养生知识，避免生大病，减少生小病！

颜帅：就是这个理！不过我们最后还是要强调一下，为了祛湿而在群里面求某某神方是非常不靠谱的！每个人的体质状况不同，发病的病机不同，感湿的程度不同，中医用方就是不一样的。所以较严重的寒湿体质或湿气导致的疾病还是应该第一时间面诊，辨证施治，才能及早解决问题，免除后患。

说了这么多，大家还有没有什么问题要问的？

兜兜、豆子（互相看了看）：没有了！这么多知识，我们还需要好好消化一下。

小可爱：我有一个问题……（脸红，小声）颜帅，你饿了吗？

颜帅：哈哈，是这个问题呀？我还真有点饿了！

小可爱：那我们就一起去豆子家吃他妈妈做的"什锦菜"吧！

颜帅：哦！小馋猫，还惦记着呢！上次没吃够？哈哈！

豆子：还客气啥？别磨蹭，赶紧出发吧！

颜帅、兜兜、小可爱：出发！

颜帅温馨提示

● **湿气进出通道，灸之可祛湿之五穴**：肩颈部的"大椎穴"；前胸的"膻中穴"；肚脐部位的"神阙穴"；腰部的"命门穴"；脚底的"涌泉穴"。

● **推荐艾灸常用穴位**：关元穴、中脘穴、解溪穴、足三里、丰隆穴、承山穴。

● **重要穴位的保暖防寒非常重要。**

● **单次艾灸穴位宜少不宜多**，还需要**留意身体反应**。

● **并不是所有人都适合艾灸。**

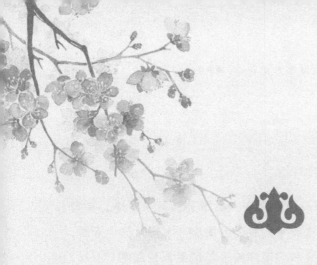

发　　烧

- 发高烧就会烧坏脑子？你想多了吧！

- 发烧就一定是坏事？中医可不这么看！

- 关于发烧的最大误区：发烧了就一定得赶紧退烧！

- 物理降温退烧快且安全，应该首选？其实那都是瞎折腾！

- 发烧乱吃药，医生把头摇，可别再乱来啦！

- 运动出汗能退烧？发烧该多吃水果？发烧该多喝水？很抱歉，全错！

- 家庭自助退烧『验方』，颜帅免费传授你5条！

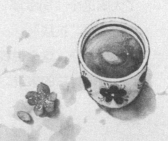

颜帅引言

　　气温骤降，感冒发烧的人预计又会大幅增加。关于发烧，其实很多人都有着太多的误区，这周我们就好好聊聊"发烧"这个专题，就让我们从发烧的机理、发烧和"烧坏脑子"的关系说起吧！

高烧就会烧坏脑子？你想多了吧！

　　兜兜、小可爱：颜帅，早上好！

　　颜帅：小朋友们早上好！咦？豆子小朋友怎么没来啊？

　　兜兜：别提了，他昨天晚上发烧，耳朵疼得一夜没睡着，今天早上耳朵不疼了，里面流出水来，他妈妈带他去看耳朵了。

　　颜帅：哦！这么严重啊？这应该是中耳炎引起的发烧。

　　小可爱：中耳炎也会引起发烧？我一直以为发烧就是重感冒呢！

　　颜帅：感冒和肺炎等的确是最常见的原因，但实际上可以导致发烧的原因极其复杂，其牵涉的疾病可能高达数百种之多哦！

　　兜兜：这么复杂啊！那发烧到底是怎么回事啊？

　　颜帅：西医认为，只要各种原因激活免疫反应，产生了致热原都可以导致发烧。通俗点说，就是身体某个位置的哨兵发现"敌情"，通知了大脑这个"司令部"，司令部紧急点燃全身各处的"烽火台"，命令大家共同"抗敌"。

　　小可爱：这么说我就容易懂了。

　　颜帅：总的来说，西医把发烧的原因分为感染性和非感染性两大类。

感染性疾病占首位，如肺炎、胃肠炎、胆囊炎、阑尾炎等；非感染性疾病相对较少，但往往治疗难度大、耗时久、疗效也不确定，如血液系统疾病、风湿免疫类疾病、肿瘤等。

兜兜：也就是说，其实发烧总有对应疾病的，是吧？

颜帅：发烧，一定表示着身体的一种不正常状态，但是就目前的医学发展水平而言，依然有部分发烧无法找到原因，更没有对应的病名，这叫"不明原因发热"。不明原因发热是世界性的难题。我们科可以说是医院的"不明原因发热收治中心"，甚至收治过多例反复发热达数年之久的疑难病患者。

小可爱：厉害！那颜帅，上次我感冒发烧还咳嗽，我爸要给我吃猕猴桃，说补充维 c 感冒好得快，妈妈说他"脑子发烧短路"了，我摸他额头也不烫啊？这是不是不明原因的发烧？

颜帅：额……这个应该不算吧？这个不是医学意义上的发烧……

小可爱：那什么是医学意义上的发烧呢？

颜帅：发烧，医学标准术语叫"发热"，是因为致热原的作用使体温调定点上移而引起的调节性体温升高。正常人体温一般为 36~37℃，成年人清晨安静状态下的口腔体温在 36.3~37.2℃；肛门内体温 36.5~37.7℃；腋窝体温 36~37℃。当超过这个正常温度，就算发烧。也就是说，手感发烧和说别人发烧都靠不住，还是体温计信得过！

兜兜：那我听人说的低烧、高烧又是怎么回事呢？

颜帅：那是按体温状况，发热可以分为四种程度：低热：37.3~38℃；中等度热：38.1~39℃；高热：39.1~41℃；超高热：41℃以上。

小可爱：哇！有这么高的温度！人都会烧死的吧？

兜兜：我听说发烧会把人脑子烧坏掉，变成大傻瓜！

小可爱：啊！那豆子会不会变成傻瓜啊？！

颜帅：行啦行啦！小朋友的脑洞不要开得太大！其实单纯的发烧，是不会发生"烧坏脑子"的情况的，发热又不是真正的燃烧，脑袋也不是短路的保险丝。

出现发烧会"烧坏脑袋"的错觉，除了把脑子当"保险丝"以外，主要是由于部分宝宝罹患了"脑炎、脑膜炎"等严重的疾病。这类疾病伴随着高烧，如果得不到及时有效的治疗，会引起大脑神经组织受损，导致最后出现智力问题或其他涉及大脑的问题。特别是过去医学不发达、医疗条件差的情况下，孩子的严重疾病被当成感冒发烧治疗，烧退了，孩子傻了，大家就把发烧和烧坏脑子联系起来了。

兜兜：那发烧其实不会烧坏脑子？

颜帅：应该这么说，一般情况，41℃以下的单纯发烧并不会对脑神经组织直接造成伤害。体温高于42℃时，发热才会对大脑造成伤害，并且只有当身体处在极端的环境温度下，体温才会高到这种程度。（比如，在热天把孩子关在封闭的车里）。其实这个时候大脑已经丧失了体温调节的能力了，整个身体就失去自我保护的能力，所以脑组织也无法得到保护了。

小可爱：那为什么只要我们没生病，不管天热天冷，我们的身体都不会发烧呢？

颜帅：这个问题问得好！正常的生命活动要求人体核心体温维持在围绕37℃（新近的说法是36.8℃）的一个狭窄的区间内波动，这就要求人体与外界保持热量平衡。虽然现有医学还没研究透彻确切的体温调节机制，但目前的"调定点"学说已经可以对我们人体的体温反应做出一个比较清晰的解释。这个理论认为，人体就如同一个安装了空调的房间，在大脑底部有一个叫下丘脑的部位负责调控身体的温度，就相当于空调的"恒温器"。你们想想，空调要维持一个房间恒温37℃，需要怎么做呢？

小可爱：空调会用测温装置去感知室内温度，低了或者高了，就通过吹热风或冷风来升高或降低房间温度呗！

颜帅：对啦！同样的道理，在人体正常生理状态下，下丘脑的恒温器温度设定在37℃左右。我们人的身体温度不可避免地受到外界环境和人体活动的影响。存在于皮肤、血管、神经、大脑等组织内的温度传感器感知了温度的变化，并将信号传送到下丘脑。下丘脑就会发出加强散热或产热的指令来使得核心温度回归到正常水平。

兜兜：空调是通过吹冷风和热风的方式来调节温度，那我们人热了冷了怎么调节温度？

小可爱：兜兜哥哥，你脑子怎么没转过弯来呀？热了我们会出汗，冷了我们会起鸡皮疙瘩，甚至发抖呢！

颜帅：对！我们的身体通过排出汗液并让汗液蒸发来带走一部分热量，达到为身体降温的目的。

而当皮肤受到冷刺激时，皮肤下面的感觉细胞会立即通知大脑，使人感觉冷，同时也使汗毛下的竖毛肌收缩，使汗毛竖直起来。肌肉收缩会产生热量，收缩毛孔可以让皮肤表面变得很紧密，阻止了体内热量的快速散失。竖毛肌收缩的时候，会拉动毛根，于是汗毛就直立起来。汗毛竖直的同时会把皮肤带起一块，于是形成一个个小疙瘩，看上去像去了毛的鸡皮一样，所以起名叫鸡皮疙瘩。如果是多毛、毛发长的动物，竖起的体毛产生空隙，还有利于保温。

兜兜：那冷得发抖又是怎么回事呢？

颜帅：发抖也是下丘脑使身体保持恒温的一种方法，肌肉的快速颤抖能够使身体释放出能量，维持身体的温度。

小可爱：那为什么有时候我们会一边发烧一边身体发抖呢？

颜帅：人发烧的时候，下丘脑发出的信号会使身体进一步发热，我们所知的其中一个作用是可以杀死体内有害的病毒或细菌。发烧其实就是身体的定点温度被调高了，这个时候身体靠近皮肤的皮下血管收缩，其他血管舒张，让血液流向感染部位，让更多的白细胞加入抵抗病毒或细菌的战斗，皮肤附近的血液减少，同时体温和气温的温差加大，你就会感觉到冷。为了补充热量，肌肉开始剧烈收缩，从而导致发抖。

兜兜：那有种说法，说不出汗烧就退不下来，这对吗？

颜帅：这个说法比较片面。的确有的情况下，人能出汗烧就退下来了。因为人的身体不适情况改善，"警报解除"了，大脑的定点温度调低，那么之前的体温就高了，身体自动会通过排汗来降温，这也预示着即将退烧。出汗还可以排出一些毒素，让身体更快恢复正常。

但是，有些情况下，即使身体在出汗，体温也没有降低，也有没出汗体温已经降低的情况。

"是否出汗"不是能不能退烧的金标准。

小可爱：听着好像很复杂的样子！那中医是怎么看待发烧的呢？

颜帅：中医看待发烧有它自己独到的见解，这个我们明天再讲！现在你们先去把豆子叫过来，我给他开点药治耳朵！

兜兜、小可爱：好嘞！这个比较重要！那我们赶紧去了！颜帅再见！

颜帅：再见！

颜帅贴心提示

● 发烧会烧坏脑，这个认识的误区流传甚广，其实大家大可放心，除极少数情况外（如急性脑炎），绝大多数的情况下，发热只是体内病邪未除，正邪交争的一种标象，它本身并不会带来身体的伤害。

颜帅引言

发烧作为一个最常见的症状，是提示体内出现了变化的一个外候，其原因极其复杂，它本身并不带来绝对的倾向性和危害性。并不是所有发烧的情况都代表是坏事，老百姓都知道老人家严重感染时烧不起来才麻烦呢！

烧就一定是坏事？中医可不这么看！

兜兜、小可爱：颜帅早上好！

颜帅：早上好！

兜兜：颜帅，豆子的情况怎么样？

颜帅：他这次的耳朵发炎，主要是因为吃了治疗湿疹的中药，导致体内伏邪外排的反应。正常伏邪外排应该是通过汗、唾、便等形式，但他脾胃弱，中土运化不足，又趁妈妈不注意偷吃了容易上火的零食，升太过而降不足，就上冲身体薄弱处，导致耳朵发炎。

小可爱：这么说，这次他的发烧的原因除了嘴馋以外，还有部分吃药的因素引起？

颜帅：可以这么说。

兜兜：吃药吃得这么严重，那还不如不吃呢！

颜帅：你这个想法很多人都有。吃药导致病情严重，有两个原因，一个是用药错误，一个是排病反应。虽然看起来都是病情变严重了，但意义完全不同。这也是我们建立微信群的初衷，就是想通过微信群，可以及时得到患者的服药反馈，有效地处理好排病反应，增强患者的治疗信心和安全感，让患者的治疗可以平稳过渡，顺利地继续进行下去。

小可爱：我从妈妈那里听说过"排便反应"，这到底是怎么回事呢？

颜帅（一头黑线）：不是"排便反应"……是排病反应。就是在服用药物期间，身体里的病邪毒素由于药物的有效作用，通过各种渠道被推向身体表层，最后排出体外的一个过程。

兜兜：这么说是大好事啊！

颜帅：对，这些反应是治疗反应，是体内元气得到补充，其抗病、排病功能增强了，进而对病邪进行消灭和向体外清除，所表现出一些特殊的机体反应现象。其特点是，当病气完全排出体外后，相应的自觉症状立即减轻或消失，人会自觉身体轻松舒服而不是更加难受。

小可爱：那这个排……"病"反应都有哪些形式呢？

颜帅：比较常见的就是拉肚子、多尿、出汗、出疹子，还有怕风畏寒、打喷嚏、流鼻涕、咳嗽痰多等。然后就是豆子这种，发烧的，耳朵痛的，有的人是牙痛、舌头起泡、眼睛痛，也属于同类。还有情绪波动的，比如短时期的烦躁、低落等。短暂头晕、呕吐甚至局部身体疼痛等现象就相对比较少见了。

兜兜：听您这么一说，这些可怕的疾病可以通过各种方式排出去，而不是停留在身体里面搞破坏，那短时间的痛苦也是值得的呀！

颜帅：是的！很多人不明白这个道理，比如像豆子这样的情况，家长如果听说这次中耳炎是孩子吃药导致的，估计就要打上门来了……

小可爱：我看豆子妈没有这反应啊！

颜帅：这就是经典有爱微信群的功劳。通过微信群各种知识的学习，她一开始就对排病反应有了充分的认识，遇到问题可以直接咨询医生、及时处理，没有了面对未知疾病的那种恐惧不安和慌乱的情绪，自然能理解医生的治疗意图。而医生也因为她的全然信赖而敢于放手去治疗。我可以自信地告诉她，继续坚持治疗，豆子持续一年多的顽固湿疹可以彻底好转。他的耳朵在治疗期间可能还会再痛一两次，但绝不会像这次这么严重，而且以后也不存在中耳炎反复发作的问题了。

小可爱：哇！颜帅，你好厉害哦！

颜帅：好啦！眼睛里的小星星快要掉出来了……其实，治病需要医生和患者面对疾病齐心协力并肩作战，任何一个人的怀疑和退缩都可能导致战斗的失败。作为医生，我非常感激患者和家属对我的信赖，我能感受到那种把性命和幸福交托在我手上的沉甸甸的责任，为了这份信任，我相信绝大多数医生都会竭尽全力地去为患者的健康而战斗。

兜兜、小可爱：嗯！颜帅！我们支持你！

颜帅：谢谢你们的支持！

兜兜：这么说起来，人生病的时候发烧，是不是都算是"排病反应"呢？

颜帅：你的这个说法很有意思。其实中医眼里，发烧大部分都是体内正气和邪气相抗争的一个过程。发烧只是身体疾病引起的一个症状，本身并不是病。找到并解决了病因，自然烧就退下来了。很多人却只是关注发烧这一症状，不去探究导致发烧的原因。发烧就急于退烧，只要退了烧就放心了。至于原本导致发烧的病因还是否存在却并不关心。所以导致反复发烧，人的体质越来越差……

小可爱：那中医认为的发烧原因是什么呢？

颜帅：综观典籍对热证的论述，大致对发热原因分为外感、内伤两类。外感发热是因感受六淫之邪及疫疠之气所致；内伤发热则多由饮食劳倦或七情变化，导致阴阳失调，气血虚衰所致。具体来说：

● 外感发热多实，见于感冒、伤寒、温病、瘟疫等病证。

● 内伤多虚，有阴虚发热、阳虚发热、血虚发热、气虚发热、虚劳发热、阳浮发热、失血发热等。

● 以发热类型分，有壮热、微热、恶热、发热恶寒、往来寒热、潮热、五心烦热、暴热等。

● 以发热时间分，有平旦热、昼热、日晡发热、夜热等。

● 以发热部位分，有肌热、腠理热、肩上热、背热、肘热、尺肤热、手心热、手背热、足热、四肢热等。又有痰积发热、食积发热、饮酒发热、瘀血发热、病后遗热等。

小可爱：有这么多类型啊！那遭遇发烧到底应不应该退烧？

颜帅：这可不能简单用"该"或"不该"来概括的哦！

兜兜：哦！看来这里面又有不少奥妙啦！

颜帅：是的，足够讲一节课的了，明天再讲吧！最近天气变化，感冒发烧的患者一下子多了很多，我得赶紧去出门诊了。

兜兜、小可爱：对哦，不知不觉又到下课时间了，我们该走了！颜帅再见！

颜帅：明天见！

颜帅贴心提示

● 大家首先不要把"发烧"当成一件坏事。恰恰相反，如果明明感染了却反而烧不起来才可能是大事。发烧本身只代表正邪交争的状态，甚至根本就是正胜邪出的"排病反应"。

颜帅引言

　　发烧是信号，更是反映机体邪正交争的能力，单纯一味地追求退烧而不求其病因，往往不是发热定时反复，就是邪气被伏藏，变成未来的病根，贻害无穷！

关于发烧的最大误区：发烧了就一定得赶紧退烧！

　　兜兜、小可爱：颜帅早上好！

　　颜帅：早上好！昨天我们讲到哪里了？

　　小可爱：讲到很多人只关注发烧这一症状，不去探究导致发烧的原因。发烧就急于退烧，只要退了烧就放心了。至于原本导致发烧的病因还是否存在却并不关心。所以导致反复发烧，人的体质越来越差……

　　兜兜：今天我们要讲到底该不该退烧。

　　颜帅：学习效果不错嘛！

　　小可爱：因为发烧让人很不舒服啊！我们小朋友最容易发烧了，一发烧就不想吃饭，老是想睡觉，说不出来哪里难受，又烦又想哭，连动画片都没办法让我们开心起来，周围还一群人围着，七嘴八舌地出主意、提意见，一会摸摸我，一会问问我，一会又叫我喝水，一会又叫我吃药……有时候大人们还会为了怎么退烧吵起来，真是烦死了。

　　颜帅：是的，小朋友是稚阳之体，对外界病邪很敏感，容易发烧，而且病程变化比较快，加上是家里众星捧月的宝贝，所以备受关注，家长对孩子的发烧特别紧张在意也就在所难免了。

兜兜：那到底发烧是不是要马上退烧呢？

颜帅：这就是我们要提到的关于发烧的第一个误区了。很多人认为，**发烧是病，第一时间必须赶紧退烧！这其实是错误的。**

小可爱：嗯！您昨天说了"**发烧只是身体疾病引起的一个症状，本身并不是病**"。

颜帅：不错！听课很认真啊！很多人都非常害怕发烧，认为发烧是病，高烧是严重的病，其实这是一个很大的误区。

首先我们必须明确，发烧只是一个症状，除最常见的感冒外，可以由上百种疾病引起。它只是一个外在的信号，告诉你身体里出问题了，就像外敌入侵点燃烽火一样。关键是要抓紧时间去搞清楚到底哪里出了问题，找准病因后想办法解决。很多患者或家长不去寻找发烧背后的根源，只是吃退烧药，追求直接把热度降下来。这其实是掩耳盗铃的行为，并没有解决根本问题，甚至有可能掩盖内在的严重问题。

兜兜：就像敌人来了，点燃烽火报信，结果指挥官直接下命令把烽火熄灭了，其实敌人的入侵还在继续，只是其他地方不知道了而已，没人支援的情况下，当地驻军打了败仗，可能敌人就长驱直入了。

颜帅：你这个比喻很形象！也很贴切！

兜兜：嘿嘿，也没那么好啦！我也是听了您说的"烽火"才想到的。

颜帅：在很多时候，发烧是人体免疫系统正在清除有害物质的信号，是人体正在自我改善的表现。它是人体免疫系统对入侵体内的病毒、细菌或者滞留在体内的毒素发起战争的信号。因为只有在一种高温的环境之下，入侵的病毒和细菌无法正常复制，丧失大量繁殖的能力，所以我们才不会生大病。所以从这个角度说，发烧是好事。发烧的时候是人体消灭这些入侵的病毒和细菌的最好时机，它可以清除滞留在体内的毒素，促使人体加快新陈代谢的速度、改善自身的体质。

小可爱：难怪上次我发烧的时候妈妈那么着急，您还跟她说"发烧是好事情"，我还以为你是为了安慰她骗她的呢！

颜帅：哈哈！为了安慰人而哄骗患者及其家属，是不负责任的行为，有道德的医生是不会这么做的。

兜兜：那不少人讲的"发烧就会长高"是不是就是这个原因呢？

颜帅：是的，小朋友在发烧期间新陈代谢速度加快，在成功击败病邪的同时，身体有一个短时间的快速增长期，所以家长会觉得孩子忽然长高了一截。但是如果治疗不当，不但孩子不会长高，反而会出现身体瘦弱、面色发黄、精神不振、食欲减退等问题。所以一旦出现发烧，一定要及时到医院请专业医生判断引起发烧的原因，而不是自行在家吃退烧药，短时间掩盖了身体的问题。要知道，哪怕是看起来很像感冒发烧的症状，也可能是病毒性心肌炎、川崎病、脑膜炎等严重疾病，一旦延误病情，可能会给身体造成无法挽回的伤害。

小可爱：发烧不交给专业医生治疗或者治疗不当，危害这么大呀！那是不是不发烧就说明人的身体很棒呢？

颜帅：呵呵，这就是我要说的第二个误区了。那就是认为只要不发烧就是身体好的表现。

兜兜：难道不是吗？

颜帅：发烧是正邪相争处于相持阶段的一个表现，是身体在"努力"战斗的一个状态，接着你刚才的比喻来说，就是入侵者和保卫者之间正在激战，"烽火连天"的一个表现。那么不发烧，一个是敌人太弱小，一小股敌人一下子就被消灭了，不需要点燃"烽火"。会不会还有一种情况呢？

兜兜：我知道了！还有一种情况，如果保卫者战斗力不足，敌人力量太强大，岗哨一下子被连锅端了，那自然就没办法点燃烽火啦！

颜帅：对。因此**从来不发烧也不代表就一定是好事**，也许是免疫系统无法反应起来抵御邪气的表现。

小可爱：难怪有些人被检查出癌症，都不肯相信，说自己身体很好，很多年连生病发烧都没有过，想不明白为什么会忽然得癌症。

颜帅：是的。其实没有"忽然"得的癌症，之前一定会有身体长期的抗议，比如长期的便秘、便溏、多汗、怕冷、口腔溃疡、失眠、心悸、咳嗽，不明原因的疼痛、疲倦等。但是人们经常忽略这些身体的反馈，活在虚假的"健康"之中，认为自己没有感冒，没有发烧，身体"很好"。

兜兜：这么说，那些大冬天还穿短袖的人是不是也不健康啊？

颜帅：的确，在广东地区，经常能看到冬天还穿短袖凉鞋的人，大家都很佩服他们，说他们体质好。事实上健康的人，比如有些练武有功底的人，人家是可以一年四季单衣，但是恬淡虚无，精神内守，不畏寒、不怕热，不会动不动就大汗淋漓、情绪烦躁。而部分人的体质属于真寒假热，寒气窃居于内，阳气浮于体表无法归位，这种人容易烦躁，动不动就出汗，特别怕热，其实这是不正常的。这种人连正常的天气热度都无法感知了，怎么能说是健康的呢？也正是这种假象的存在，让人忽视了身体的其他不健康信号，错误地认为自己身体健康，也就错失调理改善的机会，往往等发现问题的时候，问题已经很严重了。

小可爱：所以说，温度变化是健康的试金石，一变化就发烧的，和怎么变化都没感觉的，都不是好事情！

颜帅：是的，**是否发烧不是衡量健康与否的重要标准**，我们不必因为发烧而惊慌失措，也不能因为不发烧就掉以轻心。对自己的身体状况必须保持一定的关注度，掌握正确的养生知识，呵护好自己和家人的健康。

兜兜：比如关注"颜帅点灯说养生"，是吧？

小可爱：兜兜哥哥，不只是要关注，还要认真学习，积极推广，让家人朋友和更多的人拥有健康！

颜帅：哈哈！你们说得都对！

兜兜、小可爱：是您教得好啊！

颜帅：好了，今天就讲到这里，明天继续！

兜兜、小可爱：好的！颜帅再见！

颜帅：明天见！

颜帅贴心提示

● 很多人认为，发烧是病，第一时间必须赶紧退烧！这其实是错误的。

● 发烧只是身体疾病引起的一个症状，本身并不是病。

● 从来不发烧也不代表就一定是好事，也许是免疫系统无法反应起来抵御邪气的表现。

● 是否发烧不是衡量健康与否的重要标准，我们不必因为发烧而惊慌失措，也不能因为不发烧就掉以轻心。

颜 帅 引 言

　　几乎每个家庭面对家人尤其是小孩的发烧时都使用过各种物理降温的方法，例如冰袋、捂汗、温水洗澡、酒精擦浴甚至湿毛巾裹腿等。但很遗憾，现在的国内外许多权威专业机构都已经指出，物理降温对于退烧效果十分有限，甚至风险很高（例如小孩因酒精擦浴而中毒死亡），并不应该作为退烧的首选方式。

理降温退烧快且安全，应该首选？其实那都是瞎折腾！

　　颜帅：孩子们，早上好！

　　兜兜、小可爱：颜帅早上好！

　　兜兜：颜帅，昨天妈妈在经典有爱微信群里推送了发烧专题，并提示"**病态的不知冷，不等于健康的不怕冷**"，"**不少重症患者查出患病前都有三年以上不发烧的经历**"，结果引起重生群很多癌症患者或家属的共鸣呢！

　　小可爱：是呀！大家把亲身经历和沉痛教训分享出来，真是触目惊心啊！

　　颜帅：是的，这是重生群癌症患者的分享，是生命和健康得出的宝贵教训，我们真诚地希望通过我们的科普，能让更多的人可以在患癌之前就意识到自己身体的问题，及时纠正错误的生活习惯、调理好身体，得享天年。

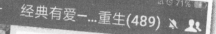

经典有爱一...重生(489)

我平时感冒发烧少之又少，搞到现在，不病就好，一来就来个大的😊

12:49

我也从来不发烧，一来就来个大的

我也是极少感冒发烧，一直都庆幸自己体质好，谁曾想一来就来个超级大病，看完颜帅的头条，再回想一下在发病之前，却有很多蛛丝马迹都被忽略了😂

经典有爱一...重生(489)

烧，还以为自己身体好，谁曾想一来就来个超级大病，现在在中医群里，感恩颜主任教了好多知识，🌷🌷

17:12

乳腺*康复

我就是那种平时都不感冒不发烧的人，记忆中的发烧是十多年前的事🍎🍎🍎平时还嘲笑老公一个大男人还不如我，竟然时不时会感冒发烧😳😳😳无知好可怕🙈🙈感恩能在群里学习，端正错误的认识，正确对待生活中的兜兜：对呀！我也是看到了这么多群友的反馈，才意识到对待发烧问题的错误认识，竟然埋藏着这么严重的健康隐患。

颜帅：话说回来，豆子小朋友的情况怎么样了？

兜兜：豆子昨天吃了您开的药，拉了两次肚子，豆子妈带他去五官科清洗耳朵的时候，医生发现他的炎症消退得很快，还追问有什么好方呢！

颜帅：哈哈！通过辨证，对症治疗，通过推动他中土脾胃之气的顺畅运转，使上冲耳朵的阳气归位，体内的病邪垃圾改从下面随大便一起排出体外，耳朵的炎症自然就消退了。

小可爱：这么看来，其实发烧完全不必作退烧处理啦？

颜帅：也不能这么说。有部分人，特别是六岁以下的幼儿，会因为发烧而引起**惊厥**，就是俗称的"抽风"。多数是因发热，尤其是高热时出现。发作时眼球上翻、牙关紧闭、口唇紫绀，口吐白沫，面部、四肢甚至全身肌肉不停地抽搐，或表现为强直发硬。每次发作数秒或数分钟不等，然后进入昏睡状态，稍停后神志即可恢复清醒，每次发热可发作 1~2 次。大概有 4% 的宝宝有机会发生，这与宝宝神经系统发育不成熟有关。随着孩子逐渐长大，神经系统发育成熟后就不会再发作热性惊厥。热性惊厥虽然看起来可怕，但它通常会在 5 分钟内停止发作，并且不会造成身体的永久损伤，不会令宝宝有更大风险。但是在下次发烧时，可能会有复发倾向。当然，如果惊厥现象超过 5 分钟，应立即到医院进行治疗。

小可爱：听着很恐怖的感觉啊！这种情况就需要退烧了，是吗？

颜帅：对，其实惊厥首先是看上去比较吓人；其次是可能因为抽搐和失去意识而造成伤害；最后，虽然大多数惊厥都不会有后遗症，但也有很少一部分因体内酶活性受到损害，大脑供氧不足，引起颅内水肿、颅内高压及相关神经功能的永久受损。所以，有高热惊厥史的孩子还是需要及时作出退烧处理，保护脑部。另外，还有部分高烧患者出现一些高热引起的并发症，也需要及时退烧。

兜兜：那应该如何退烧呢？

颜帅：说到这个我就忍不住要感慨了：很多人在退烧的道路上折腾不休，却无知的尝试了很多错误的行为，这个内容讲几天都讲不完。

小可爱：那您赶紧跟我们好好讲讲吧！

颜帅：最常见的**误区**是：**物理降温退烧快**。

兜兜：不对吗？

颜帅："发烧首选物理降温，它们有效又安全"，这个理念近年来被反复强调，已经深入人心。但事实上我们应该更新老观念了：现在的国内外许多权威专业机构都指出，物理降温并不应该作为退烧的首选方式。

首先，老人家喜欢给孩子"**捂汗**"，认为出汗就能退烧。这对部分症状比较轻微的伤风感冒可能有一定的效果，但更多的可能是孩子因为中枢神经对体温的调适能力不足，导致体温进一步升高，甚至引起休克。而且过重的被子可能导致幼儿窒息。同时，我之前已经讲过，是否出汗与是否退烧之间没有必然的联系，所以，年轻的家长基本上已经摒弃了这一做法。

但是，新的错误方式又流行起来，许多父母会选择给已经非常难受的孩子多洗几次**温水澡**，希望能够借此降低温度，即使孩子昏昏欲睡；也有的父母会把**冰袋或是退热贴**敷在孩子的额头上，不管孩子是否愿意；包括用**酒精**擦身子，希望借此挥发掉热量，降低体温。事实上，这些物理降温方式，对于退烧而言，真正的作用极其有限，甚至有些方法会带来**严重的危害**，例如曾经有父母用工业酒精给宝宝擦身后导致酒精中毒死亡。

小可爱：对啊！以前我发烧的时候就只是想好好睡个大觉，但我妈就老是要给我贴冰凉的退热贴，贴在头上很不舒服，我就使劲哭，想要扯下来，她又不准我扯，两个人好像打仗一样，累得我半死……

兜兜：以前我妈老是让我洗温水澡，水还不够热的那种，洗得我浑身起鸡皮疙瘩，连牙齿都打架了，洗完她一量体温，高兴地说我退烧了，但是我觉得非常难受，浑身没劲，还头痛。过一会烧得更高，好像呼吸的时候都在喷火一样。

颜帅：是的，这都是你们的亲身体验。当时你们也曾经用哭闹去"抗议"过，可惜家长总是不明白这个道理，守着以前的教条不放，不考虑孩子的实际感受，一定程度上甚至加重了孩子的病情。如今，加拿大、英国、美国等一些境外儿科机构对于温水擦浴的观点或者是明确说没用，或者说在退烧药不能用的时候才可以考虑，或者在烧得太厉害孩子非常难受的时候配合退烧药用一下。都不推荐作为退烧的第一选择方式。但是国内的医学知识和保健宣传很多还没有更新，有的医生都还在推荐擦浴、酒精、甚至冰块等物理降温的方法，这是让人非常无奈的。

就中医理论而言，用退热冰贴或低于体温的温水擦浴，可能导致寒气湿气进入身体，反而帮助病邪深入体内。比如有的人长期的偏头痛，就是以前发烧时不恰当的退烧方式造成的，只是患者不知道而已。

兜兜：那用这种方式退烧，不就相当于加强了敌人的力量，顺便帮助敌人灭掉了"烽火"吗？

颜帅：是啊！最近还有一种广泛流传的**"湿毛巾裹腿"**的退烧方法，其实它与和温水擦浴并没有实质性的区别，不但效果远没有吹嘘的那样神奇，而且"寒从脚下起"，湿气、寒气很容易通过腿部的经络穴位渗透到身体里，哪怕有时可能暂时达到了退烧的目的，但长此以往可能反而埋下风湿性关节炎的隐患。

小可爱：感谢颜帅的及时科普帮助了我们！

兜兜：是啊！自从妈妈认识了颜帅之后，我们发烧再也不用被这么折腾了！

颜帅：哈哈！不用谢！大家都一起来推广宣传，让更多人受益！

兜兜、小可爱：必须滴！我们幼儿园的小朋友都通过我们的宣传知道了很多正确的养生知识！还叫我们小医生呢！

颜帅：真棒！好了，时间不早了，明天再跟你们继续讲应对发烧的其他误区！

　　兜兜、小可爱：好的，颜帅辛苦了！再见！

　　颜帅：明天见！

颜帅贴心提示

　　● 不单纯是咱们老百姓，包括很多专业的医生都陷在这些误区里，认为这些物理疗法有益于退烧。其实不妨仔细想想，我们有几次真是因为这些方法而让小朋友退烧的呢？

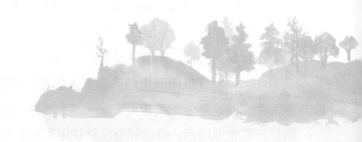

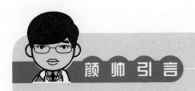

颜帅引言

　　一旦家人发烧，尤其是小孩子发烧，很多人的第一反应就是赶紧吃药退烧，诸如退烧药、抗生素等往往一顿乱吃。最离谱的是抱着小孩去医院直接要求用激素退烧、要求输液治疗。殊不知这些都是病急乱投医，贻害真无穷！

发烧乱吃药，医生把头摇，可别再乱来啦！

　　颜帅：小朋友们早上好！

　　兜兜、小可爱、豆子：颜帅早上好！

　　颜帅：豆子，你今天也来啦！

　　豆子：对呀！颜帅您一剂药就消了我的耳朵痛，我太崇拜您了，一定要跟着您多学点知识！

　　颜帅：哈哈！没问题，只要你们想学、愿意认真学，我一定倾囊相授！昨天讲到哪里了？

　　兜兜：昨天讲到"物理降温不应作为退烧的首选方法"，很多过去推广的物理降温方式都有一定的安全健康隐患，效果也不一定很好。

　　小可爱：颜帅，那是不是用退烧药退烧就比较安全呢？

　　颜帅：**发烧就用退烧药是很多人的常见误区。**之前我已经说过，很多人关注的是体温的高度而不是发烧那个人的具体状况，所以一发现发烧就赶紧吃退烧药，但这种情况往往见到的是吃了药出身大汗烧就退了，但 4~6 小时即会反弹。

兜兜：您的意思是，退烧药也不用吃？

颜帅：其实，发烧是否应当使用退烧药，取决于很多因素。如果精神还可以，能吃能拉能睡，没有明显不舒服，即使超过 38.5℃也不一定使用退烧药。当有癫痫发作的基础或其他潜在风险时，可能需要积极的体温干预，这需要在医生的指导下进行。当然，最关键的仍然是想办法解决发烧的内在原因。

豆子：那服用退烧药需要注意的事项有哪些呢？

颜帅：正如我刚才所说，有一半的情况下，退烧药是没有必要吃的。另外一半需要服用退烧药的情况下，必须要注意，**退烧药的剂量和时间间隔需要严格按照药物说明书或医生的要求来服用。不**能因为服用后没有退烧就**反复频繁服用**，更**不**能因为急于退烧而**叠加甚至混合服用**，特别是**不能与其他含有退热成分的药物同服**，更**不**能在没有发烧症状的时候为了**"预防发烧"而服用**。还有，**儿童不能服用成人的退烧药**，比如阿司匹林。

小可爱：就是说，**退烧药可吃可不吃的时候不吃，需要吃的时候不能乱吃**，对吗？

颜帅：不错，总结得很到位！

小可爱：还有其他的退烧误区吗？

颜帅：当然，还有**"发烧就用抗生素"**，这也是一大**误区**。

许多家长或患者一遭遇发烧，未经医生诊断就马上自行使用抗生素。他们常认为发热就代表身体有炎症，有炎症就需要使用抗生素，却不知：一方面许多发热是由于病毒感染所致，如 90% 以上的上呼吸道感染是由病毒感染导致，如疱疹性咽峡炎是柯萨奇病毒引起，抗生素对其没有任何抑制作用；另一方面，反复使用抗生素会导致耐药菌甚至是超级耐药菌的产生，导致真正需要抗生素时反而没药可用。另外，广东老百姓都知道，抗生素其性寒凉，是很"散"的，其实就是寒凉伤及脾胃，容易引起纳差、头晕、腹泻等不良反应，长时间会导致虚寒体质。部分过敏体质的小儿甚至可能因为抗生素的严重过敏反应丢掉性命！

豆子：其实这也是一种乱吃药的错误做法。千万不要病急乱吃药，得听医生的！

颜帅：说到听医生的。我想起一种让医生哭笑不得的情况。那就是把医院当药店，把医生当店员。上医院不是为了"治病"，而是为了"买药"，告诉医生，我已经在网上查过了，我就是这个病，你给我开这个药！我真不明白，到底他是医生，还是我是医生？甚至还有因为医生不建议患者过度治疗而被殴打的事件发生，真是让医生们又气愤又无奈。

豆子：对呀！我有一次发烧，妈妈抱我到医院，刚挂了号还没见到医生呢！外婆就打电话跟妈妈说"赶紧让医生给他输液，输液好得快！"妈妈听得是一头黑线啊。

颜帅：确实，**"发烧赶紧去输液"也是非常常见的误区。**

临床上确实有些发热疾病如肺炎、川崎病、传染性疾病等需要积极地进行治疗，可考虑静脉输液，但仍然有许多发热性疾病如上呼吸道感染、轻度支气管炎、幼儿急疹等有其自然病程，即"病来如山倒，病去如抽丝"，疾病痊愈需要过程，过早过多的输液并不带来任何获益，反而可能留给孩子更多的后遗症。一般情况下，如果高热持续时间较长，或液体丢失很多时才需要补液。通常，适当喝些温水就能满足液体的需求。

兜兜：是不是吃不下喝不下就需要输液呢？

颜帅：人在生病的时候，多数会影响脾胃功能，会出现食欲不振，还有的患者特别是幼儿，因为扁桃体发炎导致喉咙疼痛吞咽困难，所以不愿意吃喝，这是一种暂时的现象。是否达到需要输液的标准，需要专业医生的评估，能不输液其实就没必要去输液。

小可爱：其实我觉得，发烧的时候不吃东西挺舒服的，我根本不想吃什么东西，但是爷爷奶奶觉得我肯定会饿坏了，拼命劝我多吃点，说吃饱了才能打败病菌。结果吃了反而难受得我想吐……

颜帅：这也是应对发烧的常见误区之一。很多人把吃不下东西和严重的疾病联系起来，认为只要能吃，病就好了，其实是搞错了因果关系。重病病人因为脾胃虚弱，所以吃不下食物，当病情缓解、脾胃功能逐步恢复，则会感觉到"饿"，有了吃东西的欲望。并**不是因为吃下了食物才恢复了健康**。同样的道理，发烧期间脾胃虚弱不想吃东西，其实就是身体在告诉你"我需要休息"，作为患者和家属应该倾听和尊重身体的声音，给脾胃休息和修复的时间。另外，烧退了以后，消化吸收功能可逐渐恢复，但不可能一下子恢复到正常水平，所以，千万不要因为发热时吃饭较少，所以一退烧就让病人尽快补充各种营养。因为这时消化功能还没有恢复，过分的补充不但身体无法吸收，还会增加消化器官的负担。

兜兜：就是啊！我有一次本来就是因为吃撑了，几天不大便导致发烧，好容易吃了中药通了大便退烧了，结果老爸一高兴拉我去吃大餐庆祝我康复，回家我就吐了……

豆子：我比较好奇你爸最后咋样了……

兜兜：还能咋样？不就被我妈臭骂一顿呗！

颜帅：哈哈！的确有的患者因为体内邪热未清，又进食油炸甜腻食物助湿生热，造成病情反复，中医称**"食复"**。这种情况并不鲜见。因此，退烧后的饮食最好选择一些清淡、易消化的食物，如粥、蛋羹、面条等，不要吃高脂肪的食物，如炸鸡、炸薯条、奶油蛋糕、排骨等，更不要乱补，比如喝参汤，以免影响身体恢复。

小可爱：也就是说，发烧**三分靠治，七分靠养**。治疗听医生的，如何休养必须得掌握基本常识，不然一不小心就得吃大亏！

颜帅：是啊！身体的康复有其自然发展规律，欲速则不达啊！有的时候，**慢慢来就是最快的方式**！

兜兜：好有哲理哦！

小可爱：好深奥哦！

豆子：好厉害哦！

颜帅：那就好好消化吸收一下今天的内容，明天我们再继续吧！

兜兜、小可爱、豆子：好的！谢谢颜帅！

颜帅：明天再见！

 颜帅温馨提示

● **退烧药可吃可不吃的时候不吃。发烧就用退烧药**是很多人的常见误区。发烧是否应当使用退烧药，取决于很多因素。

● **退烧药需要吃的时候不能乱吃。** 退烧药的剂量和时间间隔需要严格按照药物说明书或医生的要求来服用。**不能因为服用后没有退烧就反复频繁服用**，更不能因为急于退烧而**叠加甚至混合服用**，特别是**不能与其他含有退热成分的药物同服**，更不能在没有发烧症状的时候为了"**预防发烧**"而服用。还有，**儿童不能服用成人的退烧药**，比如阿司匹林。

● "**发烧就用抗生素**"，这也是一大误区。

● "**发烧赶紧去输液**"也是非常常见的误区。

● **发烧三分靠治，七分靠养**。身体的康复有其自然发展规律，欲速则不达啊！有的时候，**慢慢来就是最快的方式**！

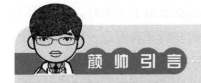

颜帅引言

很多人一旦面对发烧，各种奇葩招数迭出，甚至还振振有辞。那到底运动出汗能不能退烧？发烧时该不该多吃水果，补充所谓维生素？发烧时该不该多喝水？让颜帅告诉你答案！

运动出汗能退烧？发烧该多吃水果？发烧该多喝水？很抱歉，全错！

颜帅：小朋友早上好呀！

兜兜、小可爱、豆子：颜帅早上好！

颜帅：看来今天大家精神状态都不错啊！

豆子：岂止精神不错啊！我刚才还是一路跑步过来的，顺便锻炼了身体呢！

颜帅：不错不错，早上锻炼身体，有助于阳气升发，是很好的养生方式啊！

豆子：嗯，我觉得一路跑过来，浑身充满了力量，连大人都追不上我呢！

小可爱：豆子哥哥，你吹牛吧！大人都追不上你？这也太夸张了！

兜兜：豆子没夸张，我就跟在他后面，有个叔叔跑得很慢，他一下子就越过叔叔跑到前面去了。

小可爱：那不是很奇怪吗？如果说是老爷爷跑步赶不上豆子哥哥我还相信，怎么会叔叔跑步都赶不上他呢？

兜兜：我也觉得奇怪，而且看那个叔叔状态似乎不太好，所以问他为什么跑得那么慢，结果他说，他因为感冒发烧浑身没劲，想出来运动一下，可能出出汗就能退烧了。但是因为浑身没劲，所以才跑得很慢。

豆子、小可爱：**运动退烧**？还有这种说法？我们怎么没听说过呀？颜帅，您给我们讲讲吧！

颜帅：你们别说，我还真遇到过这样的人。他们之所以这么做，是认为运动后可以出汗，出汗就能退烧。

兜兜：那这么做是不是真的有效果呢？

颜帅：其实这真是有点冒傻气的做法。首先，我们已经知道，是否出汗与是否退烧之间没有必然的联系。

其次，当发烧时，机体正在调动尽可能多的力量去抵御外邪和促使身体修复。之所以人在生病发烧时会犯困、无力，甚至没有食欲，都是因为大部分能量都被抽调走了的原因。这时候运动使身体的血液和能量被抽调到四肢去帮助运动，只会进一步消耗正气，或丢失液体，不仅无助于退烧，更可能导致邪气乘虚而入，加重病情。

兜兜：那不就相当于有外敌入侵的时候还抽调士兵去种庄稼吗？

颜帅：是的！说难听一点就是"不务正业""舍本逐末"。这个时候接纳人体犯困、疲惫、无力的正常反应，好好安心静养，减轻心脏的工作压力，身体反而恢复得更快。我曾经见过身体不适期间希望通过运动"增强抵抗力"结果导致心跳骤停的病案。

豆子：这么恐怖啊！我得赶紧去告诫那个叔叔，不要再跑步了！

兜兜：不用担心，那个叔叔已经跟我说了，他就是准备跑步过来看病的，就让医生好好批评批评他，这样印象比较深刻！

小可爱：对！我相信他以后都不敢再做这种傻事了！

颜帅：除了运动出汗退烧这种大多数人不会选择的退烧方式误区以外，还有几个绝大多数人都知道的发烧处理"常识"，其实也是错误的。

兜兜、豆子、小可爱：颜帅快跟我们讲讲吧！

颜帅：首先是，**发热应该多吃水果**。

兜兜：我知道您要说什么了！

豆子：我怎么不知道？

小可爱：因为你没有听之前颜帅讲的"水果"专题啊！

豆子：那拜托颜帅再讲一遍吧！大家都说："水果有着丰富的维生素，有助于感冒的康复，"我觉得听起来很有道理呀？

颜帅：水果的确含有丰富的维生素，但大家有没有想过，再多的维生素吃进去，都是需要脾胃的消化才能被身体吸收的。感冒时消化功能都会减弱，你们连正常的饭菜都不想吃，这个时候摄入生冷的水果只会增加脾胃的负担，甚至会加重食积，不利于退烧。何况，很多水果都是寒凉的，容易伤到阳气，更加不利于疾病的康复了。

豆子：我明白了！就像两军正在激烈交战的时候，忽然从战场上空扔下来很多弹药，不但没办法帮助守军打胜仗，反而影响守军的正常战斗。

兜兜：你这个比喻很有意思，为什么会影响呢？

豆子：你想啊！弹药需要人运送，守军都在打仗，没人运送，掉在战场上，踩到还会摔跤，怎么战斗啊？这不是跟脾胃虚弱没办法消化吸收水果里的维生素一个道理吗？弹药还可以被敌军捡起来打守军，守军不是反而吃亏了？就跟水果寒凉伤了阳气，反而帮助病邪深入体内一个道理。

小可爱：你们男生啊！一说打仗就来劲！不过这倒是让我明白为什么有人吃了水果烧就真的退了，因为敌人打赢了，守军败退了！当守军重新积聚起力量，又会跟敌军交战，想把他们赶出领土。所以小朋友经常用错误方式退烧后过段时间就又发起烧来……我自己就过了一年多每个月发一次烧的日子……

颜帅：你们的想象力和创造力都太棒了！比喻非常生动形象！**生病和治愈的过程，其实就是人体的一次次自我保卫战、反击战！**这些比喻，就是中医朴素的"取象比类"，所以我总是说"人生处处皆中医"！

兜兜：颜帅，快别忙着夸奖我们了，接着讲吧！

颜帅：好，我要讲的最后一个，也是发热最最常见的误区是："**发烧应该多喝水**"。

兜兜、豆子、小可爱：啊？！！

兜兜：**我表示震惊……**

小可爱：您是说错了吧？

豆子：您这是让"遇事多喝热水"的直男们无路可走啊！

颜帅：哈哈！确实，这个误区很有意思，至今很多人都坚信是对的，理由是多喝水后排尿增多，增加了邪气的外排。首先，应该说排便是排邪方式的一种，但喝水和喝药二者带来的小便增加并不是一回事，效能不同。而且，喝水后都需要增加脏器的代谢，会增加氧耗，甚至会增加心脏的负荷，所以并不利于康复。所以，**发烧时喝水应该是按需供给**，既不是越多越好，也不是越少越好。请相信你自己身体释放的信号，适量喝水！

豆子：我明白了！

小可爱：其实还是过犹不及的意思。

兜兜：就是多让身体指挥大脑，而不是让大脑强迫身体去接受一些"据说很好"的东西。

豆子：以后可以理直气壮地对让你生病多喝水的人说"不"啦！

小可爱：颜帅，您说了这么多的误区，这个不行那个不对，搞得大家无所适从了！但是人总会有个头疼脑热的，您得给大家一点解决问题的招数才行啊！

颜帅：针对发烧，尤其是感冒引起的发烧，中医的确有着极强的优势。其实在之前的专题里我已经有所交代，今天就给你们布置下这道思考题，明天我们上课就来讨论，可以用什么方式来退烧！

兜兜：还有思考题啊！

小可爱：那得回去好好想想了。

豆子：不行，之前的好些专题我都没听到，你们得帮我补补课！

颜帅：好啦！今天的课先上到这里，兜兜和可爱帮豆子补补课，复习一下以前讲过的专题。我要去上班啦！

兜兜、小可爱、豆子：颜帅再见！

颜帅：小朋友们再见！

颜帅温馨提示

绝大多数人都知道的发烧处理"常识"，其实也是错误的！

● 运动后可以出汗，出汗就能退烧。错！

● 发热应该多吃水果。错！

● 发烧应该多喝水。错！

颜 帅 引 言

　　整整一周的发烧专题终于迎来了大家最关注的部分：如果家人发烧了，有简单而又有效的退烧办法推荐吗？好吧，颜帅不负众望，推荐 5 条"验方"供大家尝试。但仍然要反复强调，发烧有风险，选择须谨慎！

庭自助退烧"验方"，颜帅免费传授你 5 条！

　　兜兜、小可爱、豆子：颜帅早上好！

　　颜帅：孩子们早上好！昨天布置的思考题，你们思考得怎么样了？

　　豆子：我先来说！我懂得不多，得笨鸟先飞……

　　我知道发烧可以喝**乌梅冰糖水**。很多人对乌梅冰糖水的了解可能都在可以治上火的功效上，其实它还可以退烧，当然主要是针对虚火不降的轻症。做法是：在药店购买药用的乌梅——妈妈特意告诫我，药用乌梅和零食乌梅是不一样的，不能图方便用超市的零食乌梅来代替药用乌梅。

　　做法：每次放 30~60g，用 1000 到 1500ml 水煲，水开后 30 分钟放冰糖约 30g，冰糖融化后关火。放凉到 40℃左右，盛入玻璃内胆的保温瓶中，然后分次频服。

　　颜帅：不错！乌梅这个药很有意思，其性酸、涩、平，归肝、脾、肺、大肠经。乌梅冰糖水的功效用途有很多：

- 生津止渴，可当饮料喝。
- 虚火上炎所致的咽痛、牙龈肿痛及轻度口腔溃疡。
- 预防各类上火，如打边炉时、食用了煎炸食品时、服用参桂理中丸可能上火时、五虎汤导致咽痛时均可使用。
- 能一定程度上通便，治便秘又能治腹泻双向调节。
- 能一定程度治虚火上逆型咳嗽。
- 外出旅游携带乌梅与冰糖，冲泡喝预防上火、水土不服。
- 配合五虎汤等治轻度风寒型感冒导致的发烧。

实为"居家旅行、守护健康之必备良药"！

小可爱：上次旅游，我们一起在太阳底下游了一个小时的泳，起来又吹了冷风，结果晚上就发起烧来，还好豆子妈妈带了一大瓶浓缩乌梅水，酸酸甜甜很好喝，我喝了之后睡了一觉，起床就退烧了。

兜兜：我觉得乌梅就是一种可以集中力量向下向里的药，有着能帮助人把所有的热量能量都集中起来，然后引导入土（脾胃）、入水（肾）的功效。

颜帅：对！乌梅性平，不是用凉性去打压或削减身体的热性，而是引火下行归元。平时用来下火也好，退烧也好，都是这个原理，所以对人体的阳气没有损害，反而是一种保护。这和很多人经常喝的凉茶或清热解毒的药物有着本质的区别，属于老少皆宜的好药。只是经期和孕产妇需要在医生指导下对症服用，其他情况下可以作为日常饮料，不用担心不良反应。

小可爱：该我说了！对于感冒发烧喉咙痛，用**五虎汤加乌梅30~60g** 效果更好，因为除了可以帮助退烧以外，还可以彻底把寒气赶出身体。组方如下：

- **新鲜生姜** 45g（就平时家里炒菜用的那种，可不去皮）。
- **大枣** 45g（红枣，掰开不用去核）。

- **葱白** 1~2根（东北大葱，即京葱，取白色那段，去须，每根切成4段，最后15分钟下）。
- **核桃** 6个（个小的用10~12个，打碎带壳入药）。
- **黑豆** 30g（黑皮黄心的为佳），加或不加冰糖适量以调味。

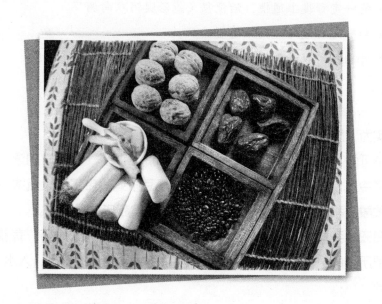

　　在上面这个五虎汤的基础上，再加入30~60g乌梅，乌梅数量和发烧温度相对应，低烧30g，高烧就60g！

　　颜帅：对，五虎汤加乌梅方也是我们长期推荐的好方法，对轻浅感冒、喉咙发炎引起的发烧效果特别好，见效快。唯一需要注意的是那种舌苔黄厚腻、口气很重、口渴拼命喝水、大便干结不通等典型的实热证是不能喝的。有时候还可以结合五虎汤冲泡小柴胡冲剂，来对抗浑身酸痛无力的相对较重的感冒发烧。

　　兜兜：到我了，到我了！对于寒邪直中，伤到了脾胃导致的急性胃肠炎型发烧，用**乌梅水送服参桂理中丸**效果最好。这种情况，往往会发烧伴随腹痛、拉肚子、没胃口、恶心呕吐等。乌梅水要用温热的，不然冷的进去就会伤了本来就虚弱的脾胃了。

颜帅：是的，参桂理中丸是经方附子理中汤和通脉四逆汤合方的一个变方，可以推动中土的运行，对脾胃受寒或运化不足导致的很多症状都有很好的效果，不单纯针对胃肠炎引起的发烧。当然偏湿气重的胃肠炎用藿香正气丸效果更好，偏寒气重的参桂理中丸效果更佳。另外还要注意，积食也会导致发烧，单纯积食程度较轻可尝试服用**保和丸**，或者合上酒大黄或焦三仙，如积食加外感风寒可试用**五虎汤（生姜量减少至20~30g）加乌梅、炒麦芽、炒山楂、炒莱菔子**。

豆子：还有，我发烧的时候，妈妈试过给我**艾灸或吹风筒热风吹肚脐**，再用脐贴贴一块**浸透藿香正气液的棉球敷在肚脐**上，也可以退烧。

颜帅：对，肚脐眼就是神阙穴，是人体中轴最重要的穴位，温暖这个穴位，并辅助以一些药物，可以辅助治疗相关的疾病，当然程度一般较轻。很多幼儿用的脐贴药都是这个理念也的确可以起到一定的作用。当脾土中轴正常运行后，一气周流的圆运动的"车轮"开始运行顺畅，自然"正气存内，邪不可干"了。

兜兜：那什么是"正气"呢？

颜帅：何为"正气"？简单来讲，就是正常运转的生命之气，符合天地人自然之道运行的生命能量。当气的运转出现滞塞、淤堵，就给病邪肆虐留下可趁之机。而当气的运转恢复顺畅，自然也就将病邪排除在外。这听起来似乎很"玄"，但在实际用药的过程中，我们发现就是这么个真理。

豆子：我觉得就这几个方法，可以用于很多常见问题的处理了。

小可爱：是你不知道其他的解决办法了吧？

豆子：确实，我是新来的嘛！不懂的太多了，等着颜帅给点"干货"呢！

小可爱：我知道还有**小儿推拿**对退烧效果也很好，不用打针吃药，越小的朋友越有效。

颜帅：是的，针对婴幼儿的感冒发烧，可尝试用推拿来处理，因为他们的体内垃圾少，经络是很通畅的，容易通过推拿影响气的运行。可选用推攒竹、揉太阳、清天河水三种手法进行按摩治疗。风寒感冒者加推三关；风热感冒者加推脊柱。其中，清天河水可宣肺清热；推攒竹、揉太阳可疏风解表，发散外邪；风寒者加推三关发汗解表，驱散风寒；风热者加推脊柱以清热解表。

具体手法操作是：

● **清天河水**

【位置】前臂正中，自掌后腕横纹中点至肘窝成一直线。

【操作】患儿坐位或仰卧位，家长用一手握住患儿四指，使患儿掌面与前臂掌侧向上，另一手食指、中指罗纹面并拢，蘸水自手掌内劳宫穴经掌后腕横纹中点至肘窝止，呈单方向推100~200次左右。

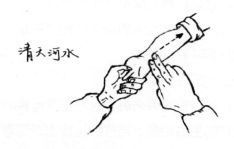

● **推攒竹，又叫开天门**

【位置】两眉中间至前发际成一直线。

【操作】患儿坐位或仰卧位，家长两拇指自下而上交替直推，推30~50次。

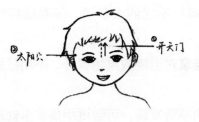

● **揉太阳**

【位置】眉后凹陷处。

【操作】患儿坐位或仰卧位，家长两拇指外侧自前向后直推，推30~50次。再用中指端向耳方向揉该穴，揉30~50次。

● **推三关与退六腑**

【位置】前臂外侧缘（小指侧），由腕横纹至肘横纹一直线。

【操作】患儿坐位或仰卧位，家长一手握持患儿手，另一手以拇指外侧面或食指、中指指腹自腕横纹推向肘为推三关；反方向，自肘推向腕部，为退六腑。

次数：100~300次。

退六腑与推三关为大凉大热之法，可单用，亦可合用。若患儿气虚体弱，畏寒怕冷，可单用推三关；高热烦渴，可单用退六腑。而两穴合用能平衡阴阳，防止大凉大热，伤其正气。如寒热夹杂，以热为主，则可以退六腑与推三关之比为 3：1；若以寒为重，则可以推三关与退六腑之比为 3：1。

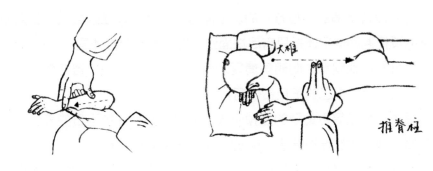

● **推脊柱**

【位置】在后正中线上，自第 1 胸椎至尾椎端成一直线。

【操作】以食指、中指罗纹面着力，自上而下在脊柱穴上作直推法约 100~300 次左右。

豆子：哇！推这么多次，手指还有感觉吗？

小可爱：我以前发烧，妈妈就给我清天河水，现在她的手劲特别大，都是那时候练出来的……

颜帅：是啊！为了让孩子少受罪，早日恢复健康，其实家长什么都愿意做。所以，我非常希望能推广这些安全有效的退烧方式，帮助到更多有需要的朋友。

兜兜：我记得之前颜帅说过一个受寒引起败血症的患者，也是一开始认为自己是普通感冒发烧，结果入院经过医生"望闻问切"才发现属于重症。当时我们就讨论过，辨证和治病是复杂的问题。发烧一定要注意观察患者的情况，当精神状态良好的时候可以在家休息，尝试自行处理。当反复发烧不退且精神萎靡的，就不能讳疾忌医了，赶紧去医院吧！

颜帅：的确，疾病的发展有不同的阶段，每个人也有其个体差异。同样是发烧，每个人的中医病机可能各有不同；同样的病机，对药物的吸收利用率也不尽相同。所以持续发烧、反复发烧，都需要面诊准确判断，还可能需要根据病情变化及时调方，很难一方治万病。所以，严格意义上来说是没有所谓的"验方"的。上面这些方法可以在家尝试，但对于复杂的没把握的情况还是只有尽快面诊，准确判断用方才是正途！

小可爱：我同意，明明病情复杂严重，却希望在网上咨询就能解决问题，其实是对自己的不负责任啊！

豆子：我觉得更重要的是预防大于治疗，只有注重平日的养生，早做体质调理，才是维护健康、少发烧或不发烧的上上策！

颜帅：非常好！看来这段时间大家都有用心学习，也学到了不少实用靠谱的知识，我很欣慰啊！

兜兜、小可爱、豆子：都是颜帅您教得好！感谢您的教导！

颜帅：不客气！那"发烧"专题就讲到这里！下课！

兜兜、小可爱、豆子：颜帅再见！

颜帅：下周见！

颜帅温馨提示

● 发烧可以喝**乌梅冰糖水**。

● 发烧可以**艾灸或吹风简热风吹肚脐**，再用脐贴贴一块**浸透藿香正气液的棉球敷在肚脐上**。

● 感冒发烧喉咙痛，用**五虎汤加乌梅** 30~60g 效果更好。乌梅数量和发烧温度相对应，低烧 30g，高烧就 60g！

● 急性胃肠炎型发烧，用**乌梅水送服参桂理中丸**效果最好。偏湿气重的胃肠炎用藿香正气丸效果更好，偏寒气重的参桂理中丸效果更佳。

● 积食加外感风寒可试用**五虎汤（生姜量减少至 20~30g）加乌梅、炒麦芽、炒山楂、炒莱菔子**。

● 小儿发烧可以选择推拿退热。选用推攒竹、揉太阳、清天河水三种手法进行按摩治疗。风寒感冒者加推三关；风热感冒者加推脊柱。

上面这些方法可以在家尝试，但对于复杂的没把握的情况还是只有尽快面诊，准确判断用方才是正途！

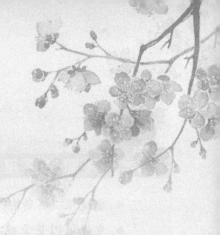

积　食

- 关于小儿积食，你是不是那个以爱的名义「坑娃」的家长？

- 母乳不足的妈妈，怎样才能养出同样健康的宝宝？

- 孩子胃口太好也可能是脾胃有问题？有没有搞错？

- 小朋友营养不良，医生却说是因为「吃太多」了？怎么回事？

- 不用打针吃药也能解决积食问题，赶紧来学！

- 小朋友积食，教你3种吃吃喝喝就能治的好方法！

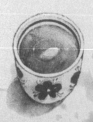

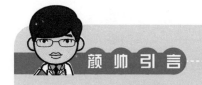

　　当今小朋友的很多问题其实和积食有关，而积食的发生又往往和我们这些"充满爱"的家长们相关。到底积食是怎么发生的？家长们又应该避免怎样的喂养误区？这个星期，颜帅就和大家深入扒一扒积食这个问题。

关于小儿积食，你是不是那个以爱的名义"坑娃"的家长？

　　颜帅：孩子们早上好啊！

　　兜兜、豆子：颜帅早上好！

　　颜帅：咦？小可爱，你怎么没精打采的？

　　小可爱：唉，别提了，外婆昨天来我家，带了她做的糖醋排骨、板栗烧鸡，都是我喜欢吃的。爸爸听说外婆要来，下班又打包回来一份烧鹅，里面搭的酸梅酱特别好吃。

　　颜帅：于是你就吃撑了？

　　小可爱：我都说饱了，结果外婆说我吃的肉太少，又让我吃了两块糖醋排骨……唉，今天早上起床还在打饱嗝，一股糖醋排骨味……

　　颜帅：糖醋排骨酸酸甜甜的，很多人都喜欢吃，但它是油炸过的，偏硬，吃的时候需要细嚼慢咽。板栗营养丰富、补益肾气，但淀粉丰富，吃了很耐饿，消化需要很多时间。烧鹅油脂丰富，较肥腻……都是不好消化的东西啊。

小可爱：别说了，我都想吐了……

兜兜：可爱，你就是吃撑了。

颜帅：对，这其实就是"积食"的反应。

豆子：什么是积食啊？

颜帅：嗯，这个星期咱们就和大家讲讲小朋友最常遇到的这个问题。积食，又叫"积滞""停食"，顾名思义，就是过量的食物堆积在体内，负担太重、无法消化，造成了身体的各种不适反应。中医一般都是指小儿乳食不节，停滞中脘，食积不化所致的一种脾胃病证。因为幼儿脾胃娇弱，食量较小，又不善语言表达，没有足够的自控能力，所以容易造成积食，并因此导致脾胃受损，引起很多其他的身体问题。

豆子：您这么说我就懂了，"有一种饿，叫外婆觉得我饿！"。外婆从四川过来，给我带了五香兔肉、高山牦牛肉，还有我最爱喝的酥油茶。我觉得吃饱了，她还让我多吃点，说我太瘦了，要多吃。总是念叨我小时候多胖啊……小区里哪个小朋友比我小还长得比我高啊……被她一念叨，我就又吃下去不少。最近便便都从"天天见"，变成"明天见"了。

兜兜：上次我病好了被老爸拉去吃大餐庆祝，结果吐了的事，也是积食导致的吧？

颜帅：是的，老一辈的年代物资匮乏，很多人别说肉，连温饱问题都解决不了，这种记忆太深刻了。长期的生活环境条件决定了他们的定势思维，首先在意的就是下一代会不会吃太少、睡不暖。

首先，我们要理解并接纳他们的想法。但是我们也必须清醒地认识到：时代已经不同了，现在连政治课都说物质文明极大丰富。现在的问题刚好是反过来，很多人无法很好地驾驭这些过于丰富的物质，要么暴饮暴食，要么奢侈浪费，要么夜夜笙歌，生活严重不规律。很多孩子也从吃不饱变成吃太多，从晚上 7、8 点睡觉变成过了 10 点还不肯上床。我们现在要担心的反而是拥有得太多，我们的身体承受不了，消化不了。好好跟老人沟通，他们会接受的。

豆子：对，妈妈说外婆也是"宝宝"，只要我们经常哄哄就会开心了。

颜帅：是啊！大家都是为了同一个目的，就是让小朋友可以健康成长嘛！所以我们要努力科普健康知识，帮助大家找到一条健康养育之路。

小可爱：全家人其实都希望小朋友可以健康成长，但为什么总是有那么多小朋友脾胃受损呢？这里面肯定有什么误区吧？

颜帅：是的。**第一个误区就是"怀孕是老天的事"**。

兜兜：这个我可不太明白。

颜帅：嗯，那是我们大人的误区。很多人认为，怀孕是自然而然的事情，顺其自然就行了。特别是很多有痛经史的女生，经常被人安慰说"结了婚就好了""生了孩子就好了"。事实上，引起妈妈痛经的寒气进了宝宝的身体里，被宝宝带出去了，妈妈不痛经了，宝宝生下来脾胃就非常的弱。

小可爱：啊！我想起来了！您在"痛经"专题里讲过这个问题。痛经专题推送后，微信群里很多妈妈都反馈，有痛经史的妈妈生出来的宝宝普遍体质较差，而且如果妈妈本人错误生活方式不改变，生完孩子两年左右又会继续痛经的，因为寒气又开始作怪了。

颜帅：是的，**部分孩子的脾胃虚弱是先天造成的**，包括妈妈的体质较差，比如有痛经或其他疾病；孕期的饮食有问题，比如过量食用水果。你们想想，家里来客人之前，你们会做什么？

兜兜：会收拾房间，打扫卫生！

豆子：会买点好吃的。

小可爱：我喜欢有点鲜花什么的……颜帅，这跟脾胃虚弱有啥关系？

颜帅：哈哈！有啊！我们欢迎客人尚且需要准备准备。更何况身体里要迎来一个要常住 40 周的宝贝呢？

小可爱：我明白您的意思了！**"怀孕不仅仅是老天的事，更是爸爸妈妈的事"**。

颜帅：是啊！现在罹患重病的住院幼儿明显增多，一个是医学进步，更多病症得以被发现和有法可治；但另一方面却是环境的影响和家长对孕前检查和调理的忽视。真的希望准备迎接宝宝到来的爸爸妈妈能调理身体，特别是妈妈，把要准备给宝宝住 40 周的"房子"打扫整理一下，让宝宝住得舒服才行啊！

豆子：明白了。那还有什么误区呢？

颜帅：**第二个误区就是"母乳营养不够"。**

兜兜：现在都说"母乳是妈妈送给孩子最好的礼物"，怎么会营养不够呢？

颜帅：的确，**母乳是最适合婴儿的食物**，不但营养丰富，而且含有母亲的免疫因子，可以提高宝宝的抵抗力，还可以根据孩子的不同月龄需求，作出细微的调整改变，堪称最适合孩子的"个性化食品"。六个月内的婴儿在母乳充足的情况下完全可以纯母乳喂养。

小可爱：那为什么还会有"母乳营养不够"的误区呢？

颜帅：原因是多方面的。一部分家长认为孩子出生后一定要给他最好的东西，对"好"的定义却不太清晰，只能认为"贵的就是好的"，不为孩子花钱似乎就体现不了对孩子的爱。那么不需要花钱的母乳，自然就比不上花大价钱从国外购买到的进口奶粉了。

兜兜：呃……我上次在小区里玩，似乎就听到有人议论说一个妈妈坚持给孩子母乳是因为家里经济条件不好……

颜帅：的确，这种错误的认识和舆论，也给坚持母乳的妈妈带来了很大的压力。

另一个方面，因为母乳是最适宜婴儿食用和脾胃消化需求的食物，所以即使孩子吃饱了，也会在大约两小时内排空肠胃，感到饥饿，需要再次进食。而奶粉因为大多是牛乳的提取物，西方研究早已发现，牛乳蛋白分子比较大，幼儿消化和吸收都要花费更多时间，婴儿喝一次奶粉，通常需要三到四个小时才能排空，要求再次进食。所以很多人错误地认为，孩子母乳不够吃，吃不饱。也有的母亲因为精力不足，承受不了两小时一次的频繁喂养，所以改喝奶粉。

豆子：这么说起来，即使是同样的营养，母乳一天可以喝 10~12 次，奶粉却只能喝 6~8 次，虽然大人省事了，小朋友却少摄入了不少营养呢！

颜帅：是的，母乳喂养需要整个家庭的支持，很多家人不理解母乳妈妈的辛苦，觉得她除了喂孩子什么事情也没做，却不知道坚持每两个小时喂一次母乳，已经是非常辛苦的事情了。

兜兜：是呀！谁受得了那么长时间天天晚上每两个小时醒来一次啊！妈妈太不容易了，我们都要爱妈妈！

小可爱：但是为什么我看好多奶粉宝宝比母乳宝宝还长得好呢？白白胖胖的，很可爱呀！

颜帅：这样的孩子，有一些本来先天脾胃功能不错，可以运化奶粉中的营养物质，这种孩子是健康的，饮食、大便、作息、精神都很正常，没有无故的哭闹，也没有便秘、腹泻、盗汗或者超重等症状。而有一些则是因为脾胃已经受损，体内垃圾不能及时排出去，导致过于肥胖。不少幼儿的糖尿病、肥胖症就是这么来的。喂养婴儿并不是说越胖越好，每个阶段的孩子都有其生长发育的规律，过胖或过瘦都不是好事情。建议爸爸妈妈们定期带孩子体检，及时获得专业医生的指导建议。

兜兜：现在的婴幼儿体检都是免费的，母乳也是免费的，看来免费的也有不少好东西呀！

颜帅：哈哈！对！定期体检可以避免很多问题的发生。另外，对先天脾胃虚弱婴儿来说，不容易消化的奶粉会导致过敏、腹泻、湿疹等问题，特别是其中的肠胃问题，西医都归为"乳糖不耐受"。其实我们可以发现，一直坚持母乳喂养的宝宝很少发生乳糖不耐受。因为母乳有利于婴儿消化吸收，不会损伤脾胃。

豆子：我妈妈可是一直坚持母乳到两岁多呢！我记得妈妈当初上班备奶挤在奶瓶里的母乳比较稀，是淡淡的白色，我现在喝的奶粉比较浓，是乳白色的。我的湿疹也是三岁后才有的。

颜帅：是的，母乳中的水分含量高，蛋白质分子小，所以看上去比较稀。纯母乳喂养能基本保证孩子全天的营养和水分摄入需求。而奶粉水分含量低一些，蛋白质分子大，看上去自然就浓了，但奶粉喂养的宝宝还需要每天添加部分水分摄入，才能满足一天的正常需要。这种外观上的差别，也是部分人认为母乳营养没有奶粉好的原因。

这十多年来，尽管媒体和机构进行了大量推广母乳喂养的宣传活动，仍然有不少人有这种"母乳营养不够"的错误认识，希望我们这次的科普可以帮到更多的人。

豆子：外婆以前也说母乳营养不够，结果我在小区里玩被传染上的幼儿急疹、秋季腹泻、手足口病，全都是治疗加喝了三天母乳就很快好了。小区里有同样症状的小朋友大多都是反反复复一个多星期才好。后来外婆就到处跟人讲母乳喂养好了。

颜帅：不过有的妈妈因为体质或工作的原因，没办法坚持母乳，我们也不能苛责。坚持正确的喂养，喝奶粉的宝宝也一样可以健康成长。

小可爱：那喝奶粉的宝宝需要注意什么呢？

颜帅：这个我们明天再讲，今天时间不早了，我又得去查房了！

兜兜、小可爱、豆子：谢谢颜帅！明天见！

颜帅贴心提示

● 当下社会的生活条件决定了很多小朋友不是真"饿"出来的营养不良，恰恰相反，更多的是吃得太多、吃得太杂所带来的吸收障碍。

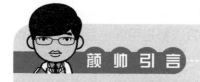

颜帅引言

积食的发生往往和体质相关，而体质的形成又可以追溯到宝宝出生后妈妈的早期喂养。而很多妈妈因为母乳不足而成为心头之痛，如何破？

乳不足的妈妈，怎样才能养出同样健康的宝宝？

颜帅：孩子们，早上好呀！

兜兜、小可爱、豆子：颜帅早上好！

颜帅：小可爱今天恢复元气啦？

小可爱：我把自己饿了一天，今天早上才喝了点粥，感觉暖洋洋的，又活蹦乱跳了！

颜帅：哈哈！这个办法不错！效果也不错！**"爱自己，有时候就是要对自己狠一点！"**

兜兜：颜帅，昨天的内容发出去之后，收到微信群里不少妈妈的反馈，大多数都非常支持母乳喂养，但有的妈妈说，她们产后体虚，没办法给孩子足够的母乳，这怎么办呢？

颜帅：所以第一个，妈妈们得在孕产之前调理好身体，这也是为今后可以给宝宝提供高质量的母乳做准备；第二个，产后首先需要通过孩子吮吸以及热敷按摩，先趁孩子食量很小的时候就疏通乳腺管，不要急于大补，用加姜丝的小米粥、淮山茯苓粥等滋养脾胃，等脾胃功能正常了，再喝一些催乳的汤水。

豆子：催乳的汤水我知道！妈妈说她每次都是用赤小豆鲫鱼汤来催乳的。

小可爱：我知道有的地方是用花生猪脚汤来催乳的，但是这也太油腻了。

颜帅：说到催乳的汤水，我有一个简单的推荐给大家：**当归通草鲫鱼汤**——当归 15g，通草 15g，鲫鱼（1~2 尾）煎至微黄，红枣 6 枚，生姜 6 片，瘦肉 3 两（焯去血水、切块），煲汤 1 小时。对**产后通乳**很有效果，有**乳腺增生**的女性朋友也可以喝点作为日常调理用。

兜兜：哇！这可是专家的秘方啊！

颜帅：其实妈妈们也不要给自己太大的压力。母乳只是孩子喂养的一个方面，能坚持喂养当然很好，因为各种原因无法母乳喂养，也不代表就会养不好孩子。只要坚持正确喂养，喝奶粉的宝宝也一样可以健康成长。

小可爱：对哦！颜帅您说了今天要讲喝奶粉的宝宝需要注意什么问题！快讲吧！

颜帅：第一个，也是最常见的一个**误区**是："**喝奶粉容易上火，要多喝凉茶**"。

兜兜：喝奶粉容易上火这个说法我也听过，我邻居家的小妹妹就是，有时候喝了奶粉拉不出臭臭，憋得直哭！

小可爱：我也有段时间喝奶粉拉硬疙瘩屎，妈妈说像羊粪球……

颜帅：进口奶粉的营养虽然比国产的丰富，但其配方是按西方婴幼儿生长发育的特点设计研发的，与中国婴幼儿的体质状况并不一定完全相符，中国孩子往往难以完全吸收，造成营养过剩，有的孩子因此积食，引起便秘。所以，有的家长会选择换个奶粉，特别是亚洲国家研发的奶粉，会改善孩子的便秘情况。其实，如果把奶粉兑多 10ml 左右的水，也可以减少便秘的问题发生。这也从另一个角度说明不是奶粉"上火"，而是孩子积食化热而已，不然为什么同一品牌的奶粉，有的宝宝吃了便秘，有的则不会呢？

但更多的家长不明白这个道理，直接把便秘和"上火"等同起来，明明是积食造成脾胃虚弱引起的便秘，却使用寒凉的凉茶去"清火"，导致脾胃伤上加伤。

兜兜：我想起来了！您在之前的"上火"专题中讲过："真正治火的治本之法是调理好脾胃，土气厚了，就自然不容易上火了！"

颜帅：对！你们看，中医的很多养生知识其实都是通的，脾胃是养生的基础，说到脾胃问题，一下子就把我们之前讲过的很多专题都串联起来了！

豆子：就是！好像专门给我补课一样！哈哈哈！

颜帅：第二个误区就是"**奶粉里的营养物质种类越丰富、量越大，就越好**"。

豆子：这个我知道！您一直跟我们强调"过犹不及"的观念，什么营养物质都是需要人体能吸收才能成为帮助我们生长的好东西，如果脾胃受不了，就成了负担了。

颜帅：是的，我一向主张，除非因为确实检查出微量元素的缺乏，才需要在专业医生的指导下定量服用对应的药物。特别是有的家长害怕孩子缺钙，本着"吃点也没坏处"的想法，**随意**地给孩子吃各种**补钙**产品，结果反而会使骨质都提早钙化了，小朋友难以长到理想的高度。

小可爱：哇！这个问题比较严重，很多家长肯定想不到！本来是为了孩子长得更高才补钙的，没想到反而让孩子长不高了！这是怎么回事呢？

颜帅：简单来说，虽然长高与钙有关，却并不完全是钙的问题。人的长骨的两端与骨干之间有软骨层，软骨层能够不断地产生新的骨组织，使骨长长，人的身体就逐渐长高；这是受生长激素和其他相关激素影响的一种变化。成年以后软骨层骨化成骨，长骨就不再长长，等到生长时间最长的脊柱椎骨停止生长，人的身体也就不再长高了。所以，**与其过量补钙导致骨骼过早钙化，不如督促孩子早点睡觉**，让身体在熟睡状态下达到分泌生长素的高峰期，更有利于长高。

兜兜：难怪妈妈总是叫我九点半前必须上床，原来是这个原因！

颜帅：即使是专业的婴幼儿养育指南和儿科医生，也只会建议孩子多晒太阳，适当补充维生素 AD，不会建议补钙。而且过量补充维生素也一样会有危害。所以家长千万不要想当然地去给孩子乱添加各种微量元素。那么，第三个误区就是**"奶粉兑浓一点好"**。这个原因和前面的类似，家长希望孩子多吃点，其实反而是"好心办坏事"，额外增加了孩子脾胃的负担。曾经有过家长长期给孩子喝兑浓了一倍的奶粉，结果导致宝宝肾结石的病例。

豆子：那么小就肾结石，那真是太糟糕了……但是，为什么是肾出问题呢？

颜帅：简单来说，过量大分子蛋白质和其他微量元素吸收不了，又排不出去，就在肾脏里沉积下来，渐渐形成结石。中医自然也有它的解释，不过请让我卖个关子，后面结合其他问题一起来说。

豆子：我还听说有给小宝宝吃盐导致肾结石的病例？

颜帅：是的。有部分家长，特别是老人家，至今还有**"孩子不吃盐没力气"**的错误认识。殊不知这种"没力气"的原因其实是身体缺乏微量元素钾或钠。由于成年人需要的钾钠量比较大，单从食物中无法充分获取，所以需要通过食盐来补充。但对一岁以内的婴幼儿而言，母乳、奶粉和辅食中含有的钾、钠已经足够身体日常所需了。而食盐中所含有的钾、钠属于大分子，不但对孩子无益，还会增添肾脏的负担，甚至造成水肿和高血压。过早食用食盐也会导致孩子味觉迟钝，喜欢吃高咸度的食物，增加今后罹患高血压的风险。

兜兜：看来这些看似无关痛痒的小细节还真是挺重要的。所以幼儿即使到了需要添加辅食的阶段，吃的也是单独准备的食物，而不能和大人吃一样的东西。

颜帅：是的，不同月龄的孩子需要吃不同质地的食物，一般纯母乳满6个月，纯奶粉4个月之后就可以逐步添加辅食了，先从单一、软烂、少量的食物开始添加，等牙齿生长后慢慢过渡到多种、小块、略硬的食物。家长需要鼓励孩子细嚼慢咽，多锻炼口腔的咀嚼能力，促进牙齿和面部肌肉的发育。同时也养成好的饮食习惯，通过细嚼慢咽减轻脾胃的负担。

小可爱：我最喜欢边看动画片边吃饭了，这样我会嚼得很细！

颜帅：呃……这其实是不对的……

豆子：难道这又是一个误区？

颜帅：从大家都能理解的角度来说，食物的消化吸收需要充足的血液循环支持，但边吃饭边看电视、玩手机、聊天，都会导致大脑的过度兴奋，大脑的供血供氧量大大增加，那供给消化系统的血液量就相对减少了，长此以往，也是伤害脾胃的行为。

兜兜：但是很多小朋友都喜欢这么干呀！

颜帅：所以就需要家长保持清醒的头脑，正确地引导孩子健康饮食，不能为了让孩子多吃点就追着喂，也不能为了孩子吃饭老实点就边看电视边吃。家长自己也要以身作则，不要边吃饭边看手机、看电视、聊天。古代流传下来的"食不言寝不语"，自有符合生命规律的奥秘。我不相信大家能忙到抽十五分钟专心吃一顿饭的时间都没有。这种随意的纵容不仅仅是养成了坏习惯那么简单，而且是对孩子终身健康的一种伤害。

小可爱：总结起来就是您说的"爱他，就得对他狠一点"！

颜帅：哈哈！说得很对！良好的生活习惯需要从小养成，不然不仅仅是脾胃出问题，还会导致身体出现其他毛病哦！我们今天先讲到这里，明天继续！

兜兜、小可爱、豆子：谢谢颜帅！明天见！

颜帅：再见！

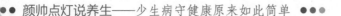

颜帅温馨提示 ——幼儿喂养误区 >>>

● 误区一："喝奶粉容易上火，要多喝凉茶"。

● 误区二："奶粉里的营养物质种类越丰富、量越大，就越好"。

● 误区三："孩子不吃盐没力气"。

● 误区四："孩子边吃饭边看动画片"。

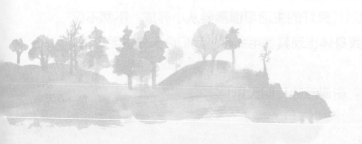

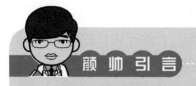

　　在很多人的印象中，脾胃不好一定是胃口不好，甚至面黄肌瘦，其实不一定，有种特殊的情况，胃口很好甚至是爆好，也是脾胃异常的表现，那到底是什么原因呢？我们不妨进来看看。

子胃口太好也可能是脾胃有问题？有没有搞错？

　　兜兜、豆子、小可爱：颜帅早上好！

　　颜帅：小朋友们，早上好呀！

　　小可爱：颜帅，您说今天要讲脾胃受损还会引起其他身体问题，都有哪些啊？

　　颜帅：**绝大部分小儿常见问题，其实都是脾虚或积食造成的**。比如长期的便秘或腹泻。

　　兜兜：**腹泻**这个容易理解，在之前的"吐泻"专题里您说过："脾胃受损，升降气机就会逆乱，当升不升，当降不降，浊阴不降反逆则推动食物从上而出即为呕吐，清阳不升反降则大便稀薄频多则见腹泻。"但是**便秘**又是怎么回事呢？

　　小可爱：兜兜哥哥，你怎么忘了水果专题里颜帅提到过：脾胃属土，为火所生，它的本性就是怕寒凉而喜温暖，如果吃了太多生冷的水果，一个是脾胃阳气受损，会无法彻底消化食物导致腹泻；一个是寒主收引，肠道收紧后没有了向下的推动力，就会导致虚性便秘，很多天不拉屎也不觉得肚子胀痛，好不容易拉出来也是前硬后软。

颜帅：对，西医解剖学意义上的"脾胃"，居于人体的中央，是重要的消化脏器，但中医讲的脾胃脏腑并不仅仅局限于此，因为中医强调的是"气"，只要"气顺"，什么病都好治！一旦出现气虚、气陷、气逆、气脱（常见的就是有气无力那种状态）等气的问题，那病就随之而来了！脾胃五行属土，居五行之中位，土承载其他金木水火四行而为五行之长，乃气血生化之源，气机升降之枢，阴阳五行转化之机。

兜兜：这个我明白，脾胃相当于车轮转动的轮轴，其他四行相当于车轮，轮轴转动起来，就带动了整个车轮的转动，身体里的气也就正常运转起来了。

颜帅：是的。所以一开始因为积食导致的便秘或腹泻，最后变成了全身的问题。以便秘为例：便秘的孩子因为身体里向下的排毒通道不顺畅，中医讲"积食化热"，大多都会脾气大、性格急躁。有的孩子长期便秘，就会出现注意力分散、无法集中的情况，抓耳挠腮、左顾右盼，因此又被老师家长批评责骂。情绪压抑导致肝郁气滞，进一步加重了便秘，形成恶性循环。

豆子：那是不是改善了积食的状况，这种习惯和性格就会改变呢？

颜帅：一定程度上来说，是的。但是任何事物都有个量变到质变的过程。刚开始出现问题的时候比较好处理，治疗花费的时间也不用太长，但是当孩子的性格行为已经养成习惯，要改变就不那么容易了，哪怕用药物改善了便秘的情况，性格和习惯的调整也需要更多的时间，而且性格也会反过来影响脾胃，导致病情反复，疗效不佳。这也是为什么我们反复推广正确养生知识，让大家关心身体，有病及时就医的重要原因。虽然我们很想帮助尽可能多的病患解除病苦，但很多时候却真的有心无力，很多病人因为拖延时间太长，已经无法根治，只能有限地改善身体状况，甚至生存现状而已。非常可惜，甚至可悲！

豆子：是啊，我看我们这几天的专题有些网友根本就不认真看里面的内容，只知道一进来就找解决积食的药方，找不到就破口骂人，实在是可笑又可悲!

颜帅：我们认真用心传播，总能帮到一些有心人的。

小可爱：嗯，不过我身边有的小朋友特别能吃，胃口非常好，身体却并不好，您也说他们是脾胃虚弱？这又是怎么回事呢？

颜帅：这是另外一种典型的情况，叫**"胃强脾弱"**了。

豆子："胃强脾弱"？脾胃还有什么不同吗？我以为脾胃弱就一定会没胃口呢!

颜帅：不只是你，很多人都有这个错误的认识。以为胃口很好就是脾胃强壮的表现，其实未必。脾胃既是一体，又各有其功能特点。脾和胃就像一对夫妻，脾胃和合而成的气叫做"中气"，这是人体后天之本，主要负责消化功能、固摄气血、维持脏器的正常位置等。

豆子：这么说，我们常连在一起说的"脾胃"，其实是既有区别又合为一体的两个部分？

兜兜：对呀! 你之前缺课了没听到，颜帅在"吐泻"专题里说过："中医认为脾和胃这对脏腑（中医又叫中土）主一升一降，吃了东西进去后脾胃共同负责运化。脾主升，负责把食物当中的水谷精微上输给肺，然后布散全身，提供全身的营养；胃则主降，负责把糟粕下输肠道，然后通过大肠、肛门排出体外。二者合作，升降正常，食入则顺降，清阳得升，浊阴得降，既不见吐，也不会拉。"

豆子：原来是这样! 那我得补补课，回头仔细看看!

颜帅：是的。**胃属阳，其气宜降**，主受纳水谷（饮食物质），即是将从口里面吃、喝进去的东西暂时存放起来进行早期的加工消化，如果胃的受纳出现问题，那最经常出现的症状就是**呕吐、嗳气、呃逆**等；如果进一步影响气机的下行，那就会导致**腹胀、便秘、甚至肠梗阻**等疾病。

兜兜：这么恐怖啊! 那脾呢？

颜帅：**脾属阴，其气宜升**，主运化水谷（饮食物质），即是将饮食物质转化为营养精微，如果转化不能，则痰饮水湿内生。很多小朋友被养得又白又胖，却喜静不喜动，动一动就出大汗、气喘吁吁，不爱动却吃得很多，不但随时随地要吃，还非常容易饿，一饿了就烦躁不安，甚至出现虚汗、头晕等低血糖症状。平时手脚发凉，甚至全身的皮肤都是凉冰冰的。这其实就是胃强脾弱造成体内水湿过多的症状。这种情况如果不注意治疗改善，容易引起**糖尿病、高血脂**等问题。还有不少小朋友因此变得**反应迟钝，理解能力差，注意力不集中**。因为身体里都是没有及时排出去的垃圾，堵塞了各种经络通道，连头脑都会变得不清醒了。

豆子：人们常说的"脑满肠肥"，原来真的是有内在联系的呀！

颜帅：是的，这里肠道和大脑里堆积的都是水湿痰饮的垃圾，而不是轻灵活泼的生命之气，就好像身体背负了八十斤大米在走路，光是正常行走已经耗尽力气，哪里还能享受生活呢？另外，中医讲"脾为生痰之源，肺为储痰之器"，所产生的痰湿不会在脾堆积，会通过经络脏腑储存到肺里面去，很多小孩子**经久不愈的咳嗽**就和平时的饮食不节有关。

小可爱：啊？！原来长期咳嗽也可以是因为脾胃受损的原因？！

颜帅：是呀！大多数小朋友感冒后的长期咳嗽，包括西医认为的很多支气管炎、过敏性咳嗽、哮喘性咳嗽等，其实一方面和寒邪停留有关，一方面又和我们的脾胃受损关联。这种情况单从肺入手见咳治咳效果往往不好，反而是从脾胃入手，健运胃气，化卫气驱邪外出而能很快见效。很多人觉得很"神"，其实明白中医思维方式之后并不神秘。它就是人体运行的自然规律。而**久咳还会伤肾**，比如有的人会出现剧烈咳嗽咳出尿来的问题。所以脾胃问题的及时调理更显得非常重要。

豆子：嗯，周末妈妈跟邓医生去义诊，就发现一个**荨麻疹反复**持续一年多的小朋友，据说也是因为脾胃问题引起的。

颜帅：这也完全可能。你知道他的详细情况吗？

豆子：妈妈说，这个小朋友的妈妈怀孕前就有痛经，生出来的宝宝很容易感冒，一感冒就发烧，然后咳嗽很长时间，必须要打吊针才能好得了。等到四岁开始晚上睡觉前出荨麻疹，吃药又消下去一点，过几天又会莫名其妙地发出来。但是自从荨麻疹开始出现后，容易感冒咳嗽的问题就改善了很多。

颜帅：是的，从这个病例可以看出，母体寒气凝聚，会影响孩子的先天禀赋。先天弱，后天又没有调理脾胃的意识，一生病就想着消除症状，用寒凉药物去打压。结果原本受脾胃影响肺里的痰多，却止咳镇咳，让痰排不出去，**"肺主皮毛"**，只能通过皮肤来排。排毒渠道改变了，不从以前的渠道走，自然以前出现的问题就减少了。西医只能单独割裂地看待不同的病症，中医却可以解释这其中的内在联系。比如这种情况，感冒咳嗽少了并不是说身体好了，而是身体看以前的抗议方式无效，换了个方式。但家长看到皮肤出了问题，还是老思路，又急着去压制。那最后病邪就只能进一步潜伏到身体更深处去了。

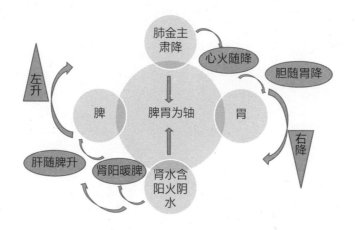

豆子：原来是这样！您这么说我就明白了。其实很多疾病发出来是好事，找准病根去疏导病邪排出体外，而不是急于压制某些症状。那些毒素发出来看着都那么吓人，让它藏在身体里不是更危险吗？

颜帅：是的，"宜疏不宜堵"的道理大家都知道，只是落到自己身上就不懂得灵活运用了。

兜兜：颜帅，您这要求也太难了，毕竟大家都不是医生，哪怕知道需要调理脾胃，也不知道如何着手啊！等孩子出现严重的脾胃问题，可能早就过了母乳喂养、奶粉喂养的阶段，至少已经四五岁了！这个时候能怎么办呢？

颜帅：是的，这的确是个问题，所以我们明天会好好讲讲。

兜兜、小可爱、豆子：太好啦，谢谢颜帅！明天见！

颜帅：再见！

颜帅贴心提示

● 凡事皆有其两面性，吃得太少当然不好，吃得太多也未必就是好事。中医讲究"阴阳"的两面性，人身有阴阳，脾胃也分阴阳。

　　这几期关于积食的专题激发了很多年轻妈妈的兴趣，也激发出了更多大家关心的问题。那么就集中回复其中最具代表性的几个问题给大家了解一下吧。

小朋友营养不良，医生却说是因为"吃太多"了？怎么回事？

　　兜兜、小可爱、豆子：颜帅早上好！

　　颜帅：孩子们早上好！今天你们来得真早啊！

　　兜兜：因为您这一期的话题说中了很多家庭的心病，现在家里都只有一个两个宝贝，他们的健康是全家人最在意的问题。这个专题一出，微信群里有很多的咨询和疑问，我们收集整理了一下，赶紧拿过来咨询您。

　　颜帅：原来是这样！那我就尽力解答一下吧！

　　小可爱：有几个群友问："我家孩子不肯吃饭，连水果零食都不怎么感兴趣，成天面黄肌瘦、无精打采，去医院检查也是营养不良，补什么都没用，您专题里怎么还说现在的孩子吃得太多呢？"

　　颜帅：我所说的"吃太多"，不是家长概念里的"吃太多"，而是**吃的东西超出孩子脾胃能承受的极限**。比如这个孩子的情况，其实并不是家里的东西不够他吃，而是脾胃虚弱无法消化吸收，他的身体已经罢工了，这时候别说吃了，就是打进身体里面去，也不能从根本上解决他

261

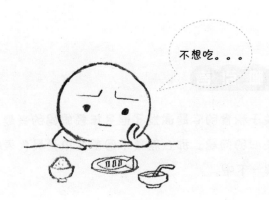

不想吃。。。

的身体问题。这是身体罢工导致的营养不良，必须先让身体恢复工作能力才行。老人总是想着孩子体弱，各种要补，却忘了老百姓有句话叫**"虚不受补"**。东西再好，承受不了就是负担。补进去的是补品，蓄积的却是垃圾。打个比方：如果一间房子里堆满了高档家具，那就没办法住人，而成了个家具仓库了，对吗？孩子的问题是脾胃虚弱，吃不下，不是靠补能达到目的的。

豆子：有的家长问"我家孩子吃得特别多，看他那么胖，想控制一下他的食量，结果他一饿就发脾气，整个人都变得狂躁，甚至会咬人。有一次把他关起来，他竟然晕倒了！吓得我们只能给他吃东西，但这也不是办法呀！"

颜帅：这是典型的**胃强脾弱**。胃主受纳，脾主运化，脾运化不了，身体各部分都在告急，于是刺激胃进一步装各种食物，可是吃下去的还是运化不了，形成恶性循环，稍微一饿还出现低血糖症状。长期这样下去，形成对食物的心理依赖，连孩子的性格都会发生改变。

豆子：这可怎么办呀！

颜帅：需要清除体内水湿和调理改善脾的功能同步进行，减轻身体的负担，恢复脾的功能，让身体可以轻装上阵，再配合一些户外运动，让孩子可以阳光积极起来，生活充实，就不会老想着吃了。

兜兜：有的家长问"现在我们知道了脾胃的重要性，但是到底脾胃怕什么？它们是怎么工作的呢？"

颜帅：这个问题比较有深度，也是我今天要讲的重点，明白了脾胃的工作原理，日常我们可以有意识到去呵护它们，照顾它们，有了问题也容易及时发现，这样也就不容易出现大的问题了。你们看：**胃主受纳，脾主运化**，是不是像你们家里的爸爸和妈妈？胃负责赚钱，而脾负责分配。那么赚钱的人怕什么呢？

兜兜：一怕工作太少没钱赚，二怕工作太多，还没来得及发工资已经累死了。

颜帅：对，所以**胃要么怕饿肚子，要么就怕吃太饱了撑着。胃喜欢有些湿气，最怕太干燥**，所以很多人都喜欢吃东西的时候喝水或者喝汤。那分配的人怕什么呢？

小可爱：一怕没东西可分，二怕分配不合理。有些东西别人用不上直接放烂了。

颜帅：**对，所以脾最怕就是两种情况，第一，巧妇难为无米之炊，没有营养物质；第二，舍不得把这些营养物质合理分配**，造成体内的堆积。**脾喜欢干燥，最怕湿气重**，很多广东人都领略过"湿滞"的痛苦。

豆子：一个怕湿，一个喜欢湿，这怎么协调啊？

颜帅：这就是身体的神奇之处。脾胃两者一阴一阳，一升一降，纳运相得、燥湿相济、升降相因，在正常健康的状态下，可以共同维护人体气机的正常运行。就像抽湿机一样，一边滴水一边排出干燥的空气，运行得非常顺利。但是如果两者不和，那出现的问题就很复杂了，但一般都是"女人"伤得严重一点，也就是说脾会损害得更厉害，所以就存在部分胃强脾弱的现象，让很多人错误地以为只要能吃就是脾胃好。等造成了疾病，也已经耽误了最初的最佳干预期，比较难修复，糖尿病、肥胖、高血压、痛风很多时候就是这样形成的！

兜兜：颜帅，有的家庭妈妈花钱太大手大脚了也不行，怎么没听你说脾有这种问题呢？

颜帅：这就是脾胃与家庭的不同了。脾不像其他脏腑，它没有疏泄太过的问题，也就是说，必须有东西给它，它才能分配，它没有透支的渠道。所以脾**土只有土气填实不能运化**的问题，也就是分配不过来或分配不合理，导致东西没用上就过期坏掉了。

兜兜：家里东西过期了会清理出去丢掉，那身体里的营养物质坏了怎么办呢？

颜帅：那就麻烦了，体内的垃圾就像路上的石块一样，小一点车轮还可以颠簸着过去，太大的话卡住车轮，车轮动不了，轮轴也无法转动了。所以很多疾病是多个脏器都会出现问题，要调理起来也绝不是一两剂药就能见效的。这里就可以说到前面讲的那个病例，小朋友长期喝兑浓一倍的奶粉，结果吃成肾结石，这不就是体内营养物质变成垃圾卡住了车轮"肾"的那一块？

小可爱：但是我的积食不是很快就好了吗？

颜帅：所以任何不适，都需要尽早干预，并且是选择正确的方式去干预。盲目的压制症状，没有抓住问题的根源去解决，等到出现器官的病变，要调理治疗就很麻烦了。我们就遇到过3岁就查出胃炎，6岁才找到我科治疗的小患者。孩子特别可怜，脸色发青，眼袋发黑，有气无力，直接靠着墙蹭过来，像个身患重病的老人。我们坚持给他治疗了一年，才让他彻底告别了胃病。

豆子：所以小朋友们健康就好了，每个小朋友脾胃状态和身体状况不同，不要盲目地去和其他孩子攀比，吃成小胖墩可不是什么值得骄傲的事！希望自己的孩子吃得和别人一样多更可能是危险的事！

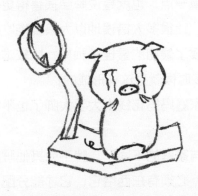

颜帅：是啊！我接触到的糖尿病患者，最小才 4 岁。广州还曾经出现过出生仅仅 25 天就查出糖尿病的病例，这就属于先天不足的问题了。所以我们也强调，对孩子的爱从备孕开始。养生的概念越早介入越好。就像沙漠上长不出庄稼一样，身体差的妈妈生不出健康的宝宝，要想家庭幸福，孩子健康可爱，一定要建立正确的养生知识，尽早开始养生。

豆子：相信通过今天的学习，大家都知道脾胃的重要性了，也明白为什么养生要越早越好。

兜兜：我发现很多人有一个很大的误区：几万块一辆车，他们记得定期保养，花几百上千块觉得很正常。每年光是保险都至少几千。有时候车出问题还反复进出 4s 店，修几次都修不好。就这样珍惜和保养，最多十几年就惦记着要换新车……

但是我们就这一个想要用一百年的身体，却舍不得花 4 块、7 块钱去看一个病，用一百来块去吃点药。

颜帅：再加上很多人缺乏基本的养生知识，结果可以在家调理的小病，因为拖延变成大病；可以很快治愈的时症，变成久治不愈的慢性病……到最后因为痛苦万分而不得不求医，明明是多年形成的慢性病，却要求医生在不换零件的前提下马上修好，而且最好很便宜！我们这样对待自己的身体，怎么能埋怨身体不断地抗议和出问题呢？要知道，车坏了零件可以换，人的器官坏了可不一定换得了啦！我们经常听到癌症病人或家属的一句话："医生，只要能救他的命，多少钱我们都花得起！"但到了那个时候，我们能做的就真的非常有限了，钱有的时候是换不来命的。

兜兜：另外，如果是出厂就有问题的汽车，会被强制要求召回。但如果是生下来就先天不足的孩子，可没有再塞回去重新生一次的机会了。

小可爱：**嗯，希望每一个降临到这个世界的宝宝都是健康的！**

豆子：那只是美好的希望，现实是：没积食过的人生绝对是不完整的（开个玩笑）……我觉得还是得掌握一些基本的方法，了解怎么去尽早发现问题，如何正确解决积食问题，保护好脾胃！

颜帅：对！一不小心今天的时间都用来"答疑"了，明天就直接上"干货"吧！

兜兜、小可爱、豆子：哇！好期待呀！谢谢颜帅！明天见！

颜帅：再见！

颜帅贴心提示

● 养儿不易，喂食尤其不易。先天不足难挽回，后天调养能纠正。做父母的学习好其中的真道理，科学喂食，合理带养，才是对宝宝最好的呵护！

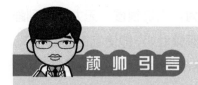

　　干货终于来啦！怎么解决家里小朋友的积食问题？不一定都要吃药，更不用打针。什么妙招？听我慢慢讲来。

不用打针吃药也能解决积食问题，赶紧来学！

颜帅：孩子们，早上好呀！

兜兜、小可爱、豆子：颜帅早上好！赶紧上"干货"！

颜帅：哗！你们也太急切了吧！

兜兜：何止是我们急切！

小可爱：所有看了本期推送的朋友都在热切期待着呢！

豆子：连我妈妈都被问了好多遍，很多人想要"提前剧透"呢！

颜帅：的确，现代社会，孩子的脾胃问题成为普遍家庭面临的困扰，而脾胃问题也成为社会性的健康问题。从大家对本期的追捧就能看出来了，但遗憾的是，很多人对积食专题的关注还只在如何解决问题上，仿佛所有问题只要有了解决方法，就可以高枕无忧。却不知道如果不从一开始就注意护养孩子脾胃、改变错误的养育方式，即使知道了解决积食的方法，也越来越不管用了。因为人体器官是有寿命的，会受伤、会劳损、会老化。如果不懂得在一开始的时候减少对身体的损害，到一定程度损伤就不可逆转了。

兜兜：那就从及早发现孩子的脾胃问题并解决说起吧！

颜帅：**婴儿时期的脾胃问题**通常**表现为**：吃奶很慢、无力，吃到睡着还没吃饱，过一会又饿了开始哭闹觅食；频繁吐奶，即使吃饱拍出嗝来，依然会吐奶；存在肠胀气的问题，经常无故哭闹，趴着或袋鼠抱就会缓解；大便长期不是正常的黄色，经常有奶瓣、泡沫、酸臭、甚至干燥难解等。

小可爱：那这种情况怎么处理呢？

颜帅：很多家长面对孩子的脾胃问题，第一时间想到的就是吃药。但是因为不懂得基础的药理知识，不知道如何辨症、如何用药，自己吃反而越吃越严重了。带去医院看，医生却经常说"大一点就好了"。

小可爱：可不是嘛！我小时候就这样，结果等到我大了也还是没好呀！不但没好，还更严重了，妈妈为了我能正常便便，操了好多心，吃药都快比吃饭多了。

颜帅：的确有不少孩子随着年龄的增长，脾胃功能慢慢增强，之前的问题得到缓解，症状渐渐消失了，但也有不少孩子身体反而越来越差。我们不能徒劳地等待成长后可能的"自愈"，而应该积极地去干预。有个最简便安全的干预方式，其实我们之前有提到过，不知道你们能不能猜出来？

豆子：是不是推拿呀？

小可爱：我也猜是小儿推拿！

兜兜：对！我同意！

颜帅：哈哈！你们都说对了！就是**小儿推拿**！我们在上一期发烧专题里讲到过，看来你们都有认真听讲呀！

小可爱：主要是我妈妈一直坚持给我推拿，想忘也忘不了。

豆子：我是因为听过的内容太少，所以只知道这么多。

兜兜：那您快讲讲怎么推吧！

颜帅：推拿对**7岁以下**的孩子作用明显，因为小儿五脏六腑没有污染，很干净，而且经络表浅，非常敏感，所以不需要很大力量的推拿，但作用于脏腑经络后，效果非常明显，而且不用吃药打针，受到家长的追捧。

针对孩子的整体调理，无论是感冒、积食、脾虚、咳嗽、发烧、腹泻、盗汗、尿床、不明原因夜啼等，或者是日常提高免疫力的保健推拿，最广泛有效的就是**捏脊**了。

操作方法也很简单，其实之前的"发烧"专题里我们已经说过：让孩子俯卧，两手沿着脊柱的两旁，用手指把皮捏起来，边提捏边向前推，由尾骶部捏到枕项部，重复几遍。按摩者需要修剪指甲，搓热双手，最好手上涂点婴儿护肤品，避免手上粗糙的皮肤让孩子不适，也可以在孩子背上涂点痱子粉。作为保健方式，每次捏脊时间不必太长，3~5 分钟即可。重要的是必须持之以恒。想要一两次就见效那是不现实的。

豆子：我很喜欢捏脊，背上热乎乎很舒服，我妈妈一边捏一边叫"开火车啦！"很好玩呢！

颜帅：哈哈！的确，家长用一些有趣的方式来给孩子推拿，可以打消孩子的恐惧排斥心理，更容易让孩子接受和配合。不过，如果已经出现积食反应，光捏脊就不够用了。

如果是脾虚泻下，需要先清补大肠止泻，再加清补脾加强消化运化功能。

清补大肠是在食指靠大拇指的一侧来回推。

清补脾是在大拇指靠外侧来回推。

便秘难下的，先用**清脾法**，即大拇指外侧从指根推向指尖。再用**泻大肠法**，由指根向指尖推食指靠大拇指一侧。最后以**补肾法**善后，即由指尖向指根推小指。

推拿不必用大力，以轻快为佳，像用橡皮擦铅笔印一样，一分钟150~200 次，至少 5~15 分钟。越是病势沉重，持续时间就要越久。

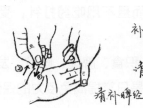

补脾经手法：循拇指桡侧边缘向掌根
方向直推60~120次（如图箭头1方向）
清脾经手法：与补脾经方向相反（如图箭头2方向）
清补脾经

补大肠：用拇指或食、中二指自食指尖向虎口直推
（如箭头1所示方向）
清大肠：与上手法相同，方向从虎口至指尖
（如箭头2所示方向）
补大肠
清大肠

补肾经：手法同补大肠，从小指尖直推向指根．

兜兜：这么麻烦呀！我都快听晕了！

颜帅：这就麻烦啦？因为积食导致的反应不同，还可以有针对性地通过**"揉板门""运内八卦"**来调理积食引起的呕吐、食欲不振等问题。

小可爱：板门，我知道！就是手掌大拇指下方"大鱼际"的正中，顺、逆时针按揉都可以。

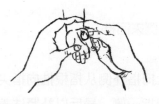

揉板门：如图箭头方向所示，
顺逆时针均可．

颜帅：是的。也可使用推法，由拇指指根推向腕横纹可止泻，由腕横纹推向拇指指根能止呕，来回推可调整脾胃功能。

豆子：那运内八卦呢？

颜帅：就是以手掌心（劳宫穴）为圆心，以圆心至中指根横纹内 2/3 和外 1/3 交界点为半径，画一圆，八卦穴即在此圆上。

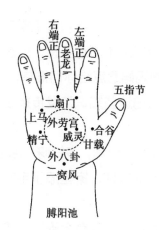

用拇指顺时针旋转按揉叫做顺运内八卦或右运内八卦；如果以逆时针的方向周而复始地旋运，称为逆运内八卦。每次按揉 100~300 圈。

顺运治寒，开胸膈，和五脏；逆运治热，降胃气，消素食。

可以治疗咳嗽、痰喘、胸闷、呃逆、呕吐、泄泻、腹痛、腹胀、消化不良、食欲不振等症。

小可爱：其实就是转圈搓掌心！很简单的！

颜帅：还有大家都会做的**"摩腹"**，就是顺时针揉肚子。

这些推拿方法都不必使用很大的力气，轻柔顺畅，想象自己的手指带动了孩子气的运行。按揉同时要注意保暖，身体部位的推拿不宜在饭后进行。这些方法简单易行，而且在网络上其实都可以找到，有文字、有图片、还有视频，普通人都可以掌握，甚至很多地方还开设了小儿推拿培训班……但遗憾的是，很多人没有了解的渠道，错过了孩子幼年对

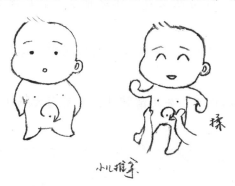

推拿敏感的阶段，七岁之后推拿，特别是手掌部位推拿的效果就不明显了。另外，还有不少人嫌麻烦不愿意坚持，或因为坚持的时间不足、效果不好而放弃了。你们的妈妈愿意给你们推拿，作为孩子是非常幸运的。

兜兜：所以我们应该把这些知识转发传播出去，让更多的人了解和受益。

豆子：能不吃药打针就能治病，多好呀！哪怕自己的孩子过了 7 岁，也可以转发给准备生宝宝的阿姨、家里添了宝宝的叔叔、正在带孩子的奶奶……

颜帅：是啊！"送人玫瑰，手有余香"，转送出去的健康知识，就是他人收获的冬日暖阳啊！

小可爱：这就是"送出健康，收获友谊"呀！但是颜帅，转发归转发，有的家庭小朋友不配合推拿，或者家长就是学不会推拿，或者小朋友已经过了七岁，那怎么办呢？

颜帅：哈哈！问得好！当然也有办法！我们明天再讲！

兜兜、小可爱、豆子：这么快就下课啦！谢谢颜帅！明天见！

颜帅：再见！

颜帅温馨提示

● 小儿日常提高免疫力的保健推拿，最广泛有效的就是**捏脊**了。

● 小儿脾虚泻下，需要先清补大肠止泻，再加清补脾加强消化运化功能。

● 小儿便秘难下，先用**清脾法**，再用**泻大肠法**，最后以**补肾法**善后。

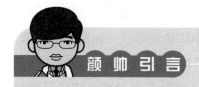

颜帅引言

　　积食的根源在于不恰当饮食，所以调理积食还得从食疗入手，今天教大家 3 种简单易行又好用的方法，让年轻的妈妈们不再焦虑。

 朋友积食，教你 3 种吃吃喝喝就能治的好方法！

　　兜兜、小可爱、豆子：颜帅早上好！

　　颜帅：孩子们早上好！

　　兜兜：颜帅，今天该跟我们讲除了推拿以外，应该还有什么解决积食的办法吧？

　　颜帅：好！相信看了本期专题的朋友都急切地想得到答案了。大道至简，其实很多方法非常简单，日常生活中也很容易操作，只是大家没有把这些和"消除积食"的目的联系在一起罢了。

　　豆子：颜帅，我知道我们喜欢吃的**"山楂片"**可以改善因为肉吃多了而导致的积食！

　　颜帅：哟！这里还有能抢答的呀！不错不错！你知道为什么吗？

　　豆子：呃……其实这是我妈妈告诉我的，我喜欢吃牛肉，饭后妈妈会给我吃山楂片，就是说"消消肉食"。

　　颜帅：那也已经很不错了。**山楂**味甘酸，性平，无毒，能消食磨化，使得宿肉停食、血癥气块都能消除，是很好的一味药，可不仅仅是好吃的零食而已。除了孕妇不宜，还可以帮助产妇生产和促进产后子宫恢复。不过需要注意的是，山楂片因为味道好，又帮助消化，成为孩子们非常喜欢的一种小零食，销量很大，有些小作坊看准这一商机，用香精、色素和淀粉做出根本不含山楂的"山楂片"，藏身于一些小卖部的角落里吸引孩子们购买。家长一定要擦亮眼睛，帮助孩子选购有质量保障的产品。

小可爱：最好的办法是用新鲜山楂加糖做成**糖葫芦**！我妈妈还用新鲜山楂做过山楂卷呢！

兜兜、豆子：可爱的妈妈好厉害！下次多做点，我们也想吃！

小可爱：没问题！下次我请妈妈多做点，还分一份给颜帅！

颜帅：谢谢！我也有口福呀！

兜兜：颜帅你太好了，治疗积食先给我们推荐好吃的！还有没有其他好吃的可以推荐呀？

颜帅：哈哈！你别说，还真有！其实刚出现积食问题，完全可以通过**食疗**来解决。下面介绍一款简单的**萝卜汤**。当小朋友出现汗多味重（以上半身或头颈部为主）、腹胀、食欲不振、口气重，甚至腹痛、便秘、夜间辗转难眠，烦躁、梦多，反复外感不愈、痰多等问题，可以用白萝卜1条（切块），生姜5片，红枣3个，胡椒粒（拍碎）5g，猪瘦肉3两（改善口感），煲萝卜至烂熟，喝汤吃萝卜。吃上两三次，如解出臭秽大便、频繁放屁就可以解决问题了。

豆子：**萝卜汤？**这么简单？！这是什么原理呢？

颜帅：这是我们科邓医生推荐给大家的食疗方。你们可以看到，这个食疗汤，以白萝卜为主药，萝卜消滞的能力是很强的，可以"消滞、通气"。但小孩子是"少阳之体"，如果下气过重，虽然能消食积，但容易损伤脾胃的运化之力，导致日后更容易出现食积，所以加了生姜、红枣、胡椒来顾护中气（脾胃之气），因为毕竟是小孩子，兼顾到口味的问题，所以加了点瘦肉。如果精通厨艺的家长其实可以将这个方做成很可口的美食，胡椒用量可能重了，很辣的话有的孩子可能不接受，改用八角、小茴香、香叶也是可以的！大家不妨试试哦！

小可爱：我知道邓医生！我们都叫他"食神邓叔叔"，他有好多好吃又有益的食疗方呢！

颜帅：是啊！对于积食的孩子，大多没有食欲，少量多次地喝点不油腻的汤水，脾胃的负担没那么重，香气和口感也更容易被孩子接受，千万不要擅自把瘦肉换成多油的肥肉、筒骨等，以为这样营养好，结果适得其反，孩子又吃进油腻的东西，无法运化了。

豆子：但是有些积食很严重，引起**发烧**了怎么办？也用萝卜汤吗？

颜帅：也可以用萝卜汤，不过配方要稍微改一下：白萝卜1根（切块），大白菜（去叶子，留根和茎，整棵），生姜5片，红枣2枚，排骨1根，葱白1根（去头，叶）加水慢火炖至萝卜熟透，分3次以上，只喝汤。

兜兜：这种变化又是为什么呢？

颜帅：孩子食积较重的时候容易化火上逆，而且多半会出现情绪烦躁、哭闹不安的症状。所以加了大白菜。**大白菜**是消五脏食积最好的食物，可以消积导滞。中医认为，白萝卜跟大白菜都是色白、味辛、性甘、微凉，归肺、脾经，最善于降阳明燥气（小儿食积化热就属于阳明燥气化火上逆的一种），适当搭配，不仅美味可口，还可以治疗火热上逆程度较轻的胃火牙痛、口腔溃疡、咽喉肿痛、便秘、咳嗽等。

小可爱：哇！没想到这么简单的改动，却可以起到这么强大的效果！

颜帅：这就是中医的神奇之处啦！我们之前已经说过，现代社会物质丰富，大家的生活水平基本都提高了，加之一个家庭大多只有一两个孩子，或多或少都存在"溺爱"的情况！在温饱问题解决了之后，自然会想到给孩子们吃"好东西"，孰不知很多食物（特别是肉食、海鲜类、冰冻雪糕等）孩子的脾胃运化能力根本承受不了，食积病大多数就是这样形成的。这种现象多见于3岁以下的婴幼儿，尤其是崇尚吃"进口货"的孩子，因为进口的食物（尤其是奶粉、牛羊肉、海鲜等）都是按西方人的营养标准制定的，但我们中国人的营养需求并不见得那么高，所以很多小孩子自小就有"食积"的基础，只是严重程度不同而已。

豆子：我就不喜欢吃那么多肉！

颜帅：其实我们吃东西只要定时适量，多一点五谷杂粮调动脾胃的适应能力，避免过多肉食，就可以长保健康了！

兜兜：但是对于家长来说，我们几天不想吃东西，好像天塌下来那么严重！一定要塞点东西才能放心，这个问题怎么解决啊？

颜帅：这个心态很多家长都有。积食状态下给孩子脾胃足够的休息时间是必须的，可惜很多家长并不理解。大人自己生病不想吃可以不吃，轮到孩子就不行。其实积食过程中，哪怕孩子有吃东西的欲望，也最好先给清淡易消化的粥水。

小可爱：白粥吗？我都吃腻了！

颜帅：那我就推荐两款好喝又养脾胃的粥水吧！

豆子：哇！又有好吃的！！这不会又是邓医生的独家秘方吧？

颜帅：哈哈！你猜对了！因为邓医生家也有一个和你们差不多大的宝宝，所以实践出真知，你们都有口福啦！

兜兜：颜帅，别吊胃口了，快说吧！

颜帅：好好好！第一个是**淮山瑶柱瘦肉粥**，可以健脾开胃，专治各种胃口不开，特别是疾病后引起的消化不良，小儿尤佳！

用干淮山 30g（如果用鲜淮山，可用铁棍淮山一根），瘦肉 3 两（切薄片），瑶柱 6 粒（撕成细条），生姜 6 片，扁豆 30g，葱花适量，先用淮山、扁豆、瑶柱丝熬粥，建议用砂锅。因为大多数患者脾胃虚寒，宜用明火，不适宜用电饭锅，然后将肉片调好味后滚粥，最后放入葱花、花生油、盐，调味即可，味道杠杠的！

小可爱：太好了！我待会就让妈妈煮！

颜帅：别急，还有呢！第二个是小朋友**开胃粥**，可以健胃消食，对小孩子脾胃虚弱引起的厌食或者消化不良效果不错。

用排骨一根（切小块），瑶柱 4 粒（撕开），新鲜铁棍淮山半根，鸡内金 5~10g（拍碎，最好打粉，鸡内金略苦，建议一开始放少点），生姜丝、香菜（后下），煮粥吃。操作技巧是：最好先用砂锅煮好明火白粥，然后把排骨、瑶柱、淮山、鸡内金、生姜丝放下去滚至熟透，最后放入香菜、花生油、盐调味。

豆子：哇！颜帅！您真是我们小朋友的救星！就这么吃吃喝喝就能治好积食，太幸福了！

颜帅：哈哈！不用客气！这些"小秘方"给大家防防身，一般的小毛病基本能摆平了，也不会增添小朋友不愿意喝药造成的痛苦。但是需要注意的是，**任何食物再好也不能长期单一地吃哦**！出现症状时用以改善即可。另外，食物还比较温和，有些家长甚至把一些**健脾开胃的药物像零食一样给孩子吃**，这样**反而造成了脾胃功能的减弱**。

兜兜：这怎么可能？那些药物不是健脾的吗？

颜帅：让健康人长期坐轮椅，久而久之健康人的肌肉也会萎缩。脾胃有自身的运化能力，长期用药物帮助运化，脾胃自身的功能就退化了，等出现积食症状时，那些药物也就不管用了。

兜兜：等等！颜帅！推出专题后，很多家长在问"胃强脾弱"的问题怎么解决，您给说说？

颜帅：其实我在之前推送的内容中已经介绍了，只是很多朋友没有意识到而已。"胃强脾弱"的问题根源在于脾弱，处理方式就是**"运脾消食"**，通过推拿、食疗让孩子的脾胃健运起来。同时，食量过大的孩子不要急于一次性节食，而应当循序渐进地采取分段减食法，控制好总量，每个阶段只稍微减少一点食物，给身体足够的时间去适应，让胃慢慢收缩到正常的大小。其实孩子不能吃，比能吃的问题更严重。但是无论是太能吃还是不能吃，最需要调整的都是家长的观念，只有家长的喂养观念改变了，孩子才有健康的希望。

兜兜、豆子、小可爱：哇！这一期专题真是内容丰富！我们学到的东西太多了！

颜帅：嗯，本期专题的确有很多重要的知识点，想养生的能获得知识、了解误区；想说服别人的能找到理由、推广科普；想学习中医的能接触理念、理清思路……都是我们的良苦用心。希望大家可以认真去学习思考，找到适合自己的健康之路。

兜兜、豆子、小可爱：**谢谢颜帅！您辛苦了！下期再见！**

颜帅：**孩子们，再见！**

颜帅温馨提示

● **山楂片**。食积由肉吃多了，可以试试。新鲜山楂加糖做成**糖葫芦**，新鲜山楂做过山楂卷，都是很好的。

● **萝卜汤**。小朋友出现汗多味重（以上半身或头颈部为主）、腹胀、食欲不振、口气重，甚至腹痛、便秘、夜间辗转难眠、烦躁、梦多，反复外感不愈、痰多等问题，可以食用。方法：白萝卜1条（切块），生姜5片，红枣3个，胡椒粒（拍碎）5g，猪瘦肉3两（改善口感），煲萝卜至烂熟，喝汤吃萝卜。吃上两三次，如解出臭秽大便、频繁放屁就可以解决问题了。

● **萝卜白菜汤**。积食严重，引起**发烧**可以用。白萝卜1根（切块），大白菜（去叶子，留根和茎，整棵），生姜5片，红枣2枚，排骨1根，葱白1根（去头，叶）加水慢火炖至萝卜熟透，分3次以上，只喝汤。

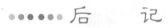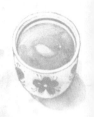

后　记

我的恩师、著名老中医李可先生留给我的 30 条谆谆教诲

　　昨天出门诊，一位从武汉过来求医的老太太引起了我的注意，她因为反复心悸等不适多处医治罔效，竟然自己购买了我师父李可的专著《李可老中医急危重症疑难病经验专辑》，和家人反复研究后按照师父的思路自行处方服药近 3 个月，竟然疗效比之前住院还好。这不禁让我又一次无比怀念起师父的音容笑貌！怀念他的和蔼可亲，怀念他的治学严谨，怀念他的菩萨心肠和霹雳手段，怀念他为了中医复兴晚年不辞辛劳地日日奔波，怀念他对我们弟子的谆谆教诲……这 30 条，其实是说给所有热爱中医的人听的。

【恩师简介】

　　李可，中国著名老中医、当代中医界独具特色、娴熟运用纯中医治疗疑难杂病和急危重症的临床大家，被著名中医大家邓铁涛先生誉为"**中医的脊梁**"！

　　李可老中医从事中医临床探索 50 余年，诊脉 10 余万人次，被许多人称为"现代张仲景"。他以中国古代《易经》《黄帝内经》《难经》《神农本草经》和《伤寒杂病论》作为理论基础和依据，系统领悟中医精髓并形成了极具"古中医"特色的学术流派，全力倡导回归经典理论，复兴中医大业。他的专著《李可老中医急危重症疑难病经验专辑》被连续印刷12版，深受中医学者和老百姓的热捧。

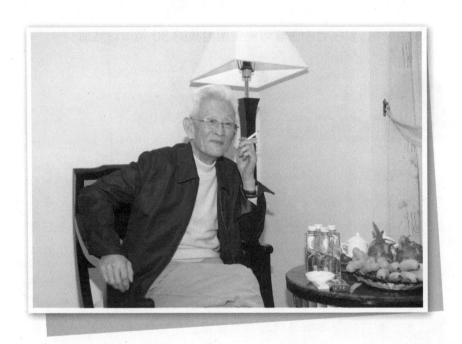

【恩师李可的谆谆教诲】

1. **学好中医得"过五关、斩六将"，得过"医德关""医理关""临床关""剂量关"和"毒药关"。**其实你们年轻人完全不用怕，最难的那些关我们都已经趟过来了。

2. 我做医生一辈子从来没引起过什么纠纷，没人想着要告我。不是说每一个病人我都治好了，是我**总想着得赶紧把病人治好，没想太多其**

他的。

3. 中医有一句话俗语叫：**气为血之帅**。气和血的关系是什么？他们绝对不是半斤八两，气血平衡，这个血能不能够在血管里面运行畅通、流动、运转，把营养输送到五脏的各个部位，就靠气在推动它，领导它。假如没有气的领导，气弱了就会出血。

4. 有一个女大学生，月经期间，她冲了一个冷水澡，吃了一大包冰块，气候特别热，晚上睡觉时候空调开得很大，结果从第二天开始，她就闭经了，月经没有了，停止了。而且肚子很痛，吃很多的止痛药都解决不了这个问题。正好我来广州，她找我来看这个病，我就跟她说，用温经散寒的方法，她很快就好了。

5. 有一位同志问，胆总管结石怎么治疗？这个东西没有现成的办法，要看病人本身是偏阴虚还是偏阳虚，是气虚还是其他方面的问题。你要拿药治一下，这个药叫大叶金钱草，每天用 120g，熬成水喝就可以了；另外用鱼脑石，每天 6g 左右，碾成粉。如果这个病人非常的虚弱，一

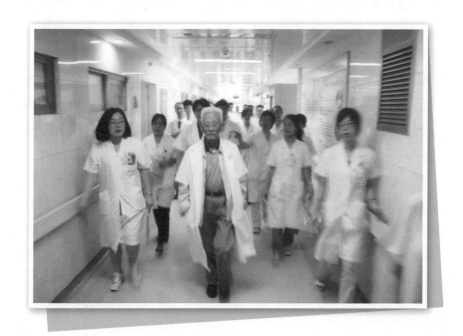

付药之内不能软化，那无疑肯定是阳虚，就把这个偏方加到四逆汤里面去用。

6. 人身上的**湿气很重**，一到夏天发一些很痒的小包。夏天的时候是一个阳气外发的过程，**体内积存的那些垃圾**，由内向外发这是一个好事，你不要管它，如果你要想治就吃"桂附理中丸"。这是一个问题。再有一个问题就是夏天能不能用西洋参来代替人参，完全不能。

7. 现在治肝炎，开始用**清热解毒**的方法，一段时间后，各项指标都达到正常，过后又会反弹。因为寒凉伤了病人阳气，将来康复起来更困难。什么是清热解毒？有热毒你才清解。中医课一开始就强调**"天人合一""辨证论治"**的观点。医生要辨证，阴病用阳药，就算不好，也没有大错。

8. 我治 100 多例**抑郁症**，基本就是**四逆汤**，逐日加附子量，到一定程度，出一身臭汗，就有说有笑了，这个很奇怪，而且得病的大部分是大学生，家庭比较困难，环境压力比较大。我还计划用这个方子，试用于运动神经元疾病（这是个顽症，不但外国人治不了，我们也治不了），这个方子加等量制马钱子粉，看看会不会对这个病起到一定的效果。

9. 人的头部啊，是阳气汇聚的地方，所以过去《内经》讲：**头为诸阳之汇**。阳气就汇合在这个地方。这个高血压，为什么长时间治疗不好呢，就是因为浊阴啊，（它）窃踞了这个阳气的位置了。清阳不升，浊阴不降，和过去讲所谓"肝阳上亢"什么的，不是一回事。

10. **血压为什么高**？实际上就是**机体有阻滞**。机体是非常奥妙的，因为有阻滞，需要高的压力，才能够供养末端，这是个物理的道理。一般的药到不了末端。如果用西医的方法终身服药，末端呢，又不断向机体发放指令，我这边不够吃了，赶快给我送吃的，这个指令始终存在，所以药要不停地用，你高一点儿我就给你压下来，使机体末端始终处于缺血的状态。用了麻、桂以后，出了一身的汗，这个病就好了。

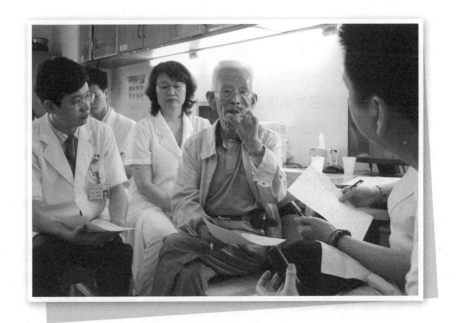

　　11. **我们有好几千年就处在没有空调的状态下**，生活的非常好。自从有空调出现以后，阴寒之气，它频频进入体内。比如今天我马上从这里出去了，外边是一团火，然后进入有空调的环境，马上就发冷，感觉穿一件衣服都不够用。就这样反复地把寒气一层一层地压在体内，这样的话就造成很多病。

　　12. **再一个就是南方人的生活习惯问题**。因为在南方的话几乎就只有夏天，没有什么春、秋、冬啊。由于空气热，特别喜欢吃生冷的东西，他们常年的生活习惯就是喝冷饮，喝冰镇过的汽水、果汁，冲冷水澡。或者在睡觉的时候空调开得很大，睡着以后就受病了。

　　为什么南方人没有一个热证？而且大部分是属于阴证、寒证、湿证？这些是主要原因。

　　13. 大城市中的人，起居节奏不太好，有些违反了我们民族古代传下来的养生的要领、原则和方法。就是睡得非常晚。像什么过夜生活啊，整个生活都要集中在晚上十二点以后，一弄弄到天亮才睡觉。人和自然界是同一步调，当太阳落山以后，在 10 点钟以前就应该入睡。阴阳颠倒，人的生活就不能和大自然同步了啊！那个时间正是人们胆经开始造血、清除体内垃圾的这么一个时间。

14. **一个是错误的生活理念，错误的生活习惯**；另一个就是南方搞中医的人啊，误以为他们处在南方，处在最热的地方，就应该**补充一些凉的东西**，其实是进一步**伤害了阳气**。现在的疾病总体情况都是这样，包括外国。我也看了好多外国人，都是这样。

有些中医开方子的时候，思维掉进了一个错误的圈子里，那就是滋阴降火，结果越降越糟，雪上加霜。

15. **阳气是先天肾气，后天脾胃之气结合在一起的混元一气**！很难分清哪个是中气哪个是肾气。肾气又称元阳，命门真火，生命的根基和原动力。阳气损伤的后果非常严重。一个就是健康人，他还没有感觉到自己有病，但是他脸色一般是一种苍白灰暗的，不是非常红润。我们在各个机关、团体，特别是在饭店，看到的工作人员，长期在那种环境下生活，很多小青年儿，他的那个脸色非常不好看，但是并没有发病。

16. **其实中医本来就有一整套的急救的方法**。你说《伤寒论》是怎么来的，那就是在大型瘟疫当中总结的成功经验，什么情况下，用什么方法……这些都讲得非常清楚。

17. **古人有个形象的比喻，脾胃如釜，**就是把脾胃比作是灶台上的锅，肾气为釜底之火，肾气就是肾阳，就是锅下的火，锅里面有各种各样的食物和水，火力不够，这个水和食物怎么样才能熟得了？所以到最关键的时候，要照顾锅底之火。保护少阴经的那个元阳，元气不要走散。

18. 那么中医复兴的路在什么地方？我说不是现代，而是**2000 年前的古代**，不是西方，而是东方，中医的生命的灵魂是中华文化智慧的结晶。走《易经》与《内经》结合。是《伤寒杂病论》，医圣张仲景创立六经辨证一整套的理法方药，统病于六经之内而囊括百法，是攻克世界医学难题的一把金钥匙！

19. 2004年在南宁的时候，刘力红带着好多研究生，都是每天起来，单纯尝附子。看看到底人体对附子的耐受有多大，究竟有什么反应，看看会不会像现在科学讲的附子，有没有那么大的毒性。其中有很多同志在每天早上尝附子的过程中，就治了他好多病！我们这代人用附子都有亲身经历，我们的弟子都是首先自己去尝药。

20. 过去认为中医的治疗手段是"**一针，二灸，三服药**"，因为针灸那个东西，几乎不需要花钱，就能解决好多问题，高明的针灸大夫啊，他可以通治百病，只要他判断准确，扎上几支针，把上下、表里调一调，这个病就好了。而且针灸也是急救方面的重要手段，在这方面针灸比那些现代医学的治疗手段快得多。一旦你稳住，先让这个人有命，然后再服药，就能把他救回来。

21. **孙思邈自己中风以后啊**，完全不能动，他就口述一个方子，让徒弟帮他磨成粉，做成"煮散"，什么叫煮散？就是一付中药，打成粉，分成若干个包，一天几包，放到水里边煮开了，然后连汤带药喝下去，那个叫"煮散"。这个比汤剂稍微慢一点，但是比那个丸剂又快。孙思邈一天吃四服，吃了十天十夜，第十一天的时候他自己起床了，这证明"**大、小续命汤**"在治疗中风范围这个病，那绝对是久经考验的。

22. **因为现在的药理学啊**，主要就是西医的药理学，一味药要想使用，先得把这个药里面含有哪些化学成分。这个化学成分经过研究主要针对哪些病，要搞清楚了，才能把它拿来用。中医现在用药也要考虑这个啊，你不考虑不行啊，药典就是法典，一旦超过药典的规定剂量了，那不是犯法吗？所以中医问题需要改动的太多了，那几乎就是一场革命！

23. **我们古代的中医**，为什么妙手回春？起死回生？为什么古代中医大病小病都看，而且最擅长治疗急症？这是由于历史上发生断层，没有传承下来，我是很偶然的机会误打误撞碰出来的，经过实践，证明这些方法稳妥可靠。而且2005年以后凡是大剂量长期服用附子的病人，我让他们每个月做生化检查，看看有没有肝肾损害。检查结果全部没有，而且长期的血尿、尿蛋白，经过长期温阳，这些都没有了。

24. 民间可能还有坚持中医的人。

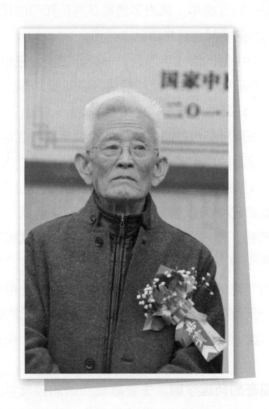

25. 我觉得现在我们国家不管南方、北方，六十岁以上的老年人，都可以用"**四逆汤**"作为保健选择。《伤寒论》里面，最能够对阳气提供帮助的就是"四逆汤"，少量的长期服用，这样可以消除你长期积累的"六淫外邪"，以及内生的寒邪；可以调整你的元阳，使其不受损伤；可以延年益寿。而且这个方子花不了几个钱。

26. 尤其像一些阳虚引起的症状性高血压，都可以吃"金匮肾气丸"，有一段时间就过来了。

有那么一个阶段，是邪正相争，你不要老查血压，要问她有什么感觉。很多现在认为的不治之症啊，其实都可以治好，像高血压这一类，以及糖尿病和糖尿病引发的肾病、冠心病，其实一回事。

27. 就是因为**阳气不够**啊，阳气应该周流全身啊，通过阳气的升降，来调节人体，使人的整体不受侵犯。这就是"**正气存内，邪不可干**"。所谓的正气啊，就是浑元之气啊，就是脾气和肾气加起来那个元阳，你把阳气保护好就啥病也没有了。

28. 现在把脉一般都是个样儿，看上去是看脉呢，其实脑袋不知道想啥呢。然后他问你，你怎么回事，你说了半天，他把那个脉早忘记了是啥脉了。所以判断脉的时候啊，要读那个彭子益脉法，很有特殊启发作用。他那个方法特殊，病人坐在对面，两个手平放，这六部脉，心、肝、肾、肺、脾、命门，哪一路脉独特，就是那个地方有病。

29. 有一个将军去找梁秀清看病，其实也不是看病，本来是计划砸他那个牌子。这个将军进去以后，这个梁秀清一般不许病人讲话，他就看脉，看了半天以后啊，他说你这个背部太阳经第几个穴位那个部位啊，有一个异常的东西，不是你本来应该有的，这个将军就惊呆了，说我那是个弹片，正好在那个肺和心的中间。

30. 人体的脉象啊，一天二十四小时有一个循行的路线，循行到哪一个部位不通的时候，他那个脉象就会出现很突然的变化，他就能抓住那个东西，就给你断定了，告诉你，你哪个地方有病。

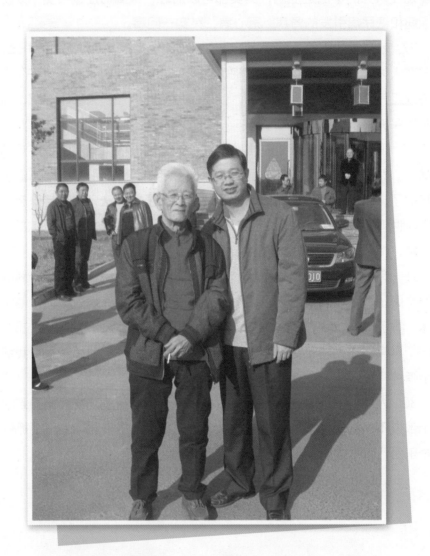

师徒情深：颜芳主任（右）与其师李可老中医（左）合影

立大志，受大苦，成
大业。中医复兴，舍我
其谁！

人民儿女，
菩萨心肠，
英雄肝胆，
霹雳手段！

书此与青新一切共勉。

李可 庚寅中秋书于羊城

李可老中医致第三代座右铭